COVID-19 :
autopsie d'une « drôle de guerre »

Sciences et Société

fondée par Alain Fuchs et Dominique Desjeux
et dirigée par Bruno Péquignot

Dernières parutions

Jean-Charles BESSON, *Gaston de Saporta. Un paléontologue face aux changements climatiques*, 2023. Maxime NECHTSHEIN, *Aux origines de la croissance et du toujours plus. Une approche thermodynamique du devenir de nos sociétés*, 2023.
Mohamad SALHAB, Jean-Claude BEAUNE, Odette BARBERO (dir.), *Enquêtes en technosciences. Réflexions libanaises et françaises*, 2023.
Claudine SCHALCK et Raymonde GAGNON, *Quand déclencher l'accouchement, c'est confisquer la maternité aux femmes. Une analyse psychosociologique du travail des femmes*, 2022.
Jean ORSELLI, *Le mythe des morts prématurées dues à la pollution de l'air. L'exagération officielle des décès dus à la pollution de l'air, au tabac et à l'alcool*, 2022.
Olivier PLESKOFF, Covid-19, *Les avancées de la recherche*, 2022.
Clément MATHIEU, *Triste planète. Dégradations et pollu-tions : le XXIe siècle est mal parti*, 2021.
Claude ROUGIER, *Verdissement de la planète. L'arbre, la forêt et l'homme*, 2020.
Aurélien FOSSE-KITSAKIS, *L'essence du plaisir, Un essai pour définir la récompense artificielle,* 2020.
Michel CARAËL, Philippe VAN DE PERRE, Etienne KARITA, Avec la collaboration de Philippe LEPAGE, *L'épidémie de sida occultée en Afrique centrale pendant la décennie 1980. L'évidence scientifique à l'épreuve de la politique*, 2020.
Aurélie CHONE, Isabel IRIBARREN, Marie PELE, Catherine REPUSSARD, Cédric SUEUR, *Les études animales sont-elles bonnes à penser ? Repenser les sciences, reconfigurer les disciplines*, 2020.

Emmanuel DROUIN

COVID-19 : autopsie d'une « drôle de guerre »

Informer, vérifier, démystifier

Préface de Jean de Kervasdoué

L'Harmattan

Du même auteur

Éditions Glyphe.

Pascal Jézéquel, Emmanuel Drouin, François-Régis Bataille.

Stéphane Leduc. Précurseur controversé de la biologie synthétique ?

5-7, rue de l'Ecole-Polytechnique, 75005 Paris
http://www.editions-harmattan.fr
ISBN : 978-2-14-048489-6
EAN : 9782140484896

À Marie.

À Guillaume, Anne-Sophie et Antoine.

À mes parents.

À ma famille.

Sommaire

Préface

La première qualité de cet ouvrage tient dans le fait qu'il permet au lecteur de se replonger dans l'histoire récente de l'épidémie du Covid-19, car on en a oublié les péripéties quasi-quotidiennes. Elles furent si riches en rebondissements, en déclarations intempestives et en décisions dont il est facile de se gausser aujourd'hui, mais qui avaient, à l'époque, leurs logiques. Globalement, d'ailleurs, en France, quel que fût le chemin chaotique des choix politiques, le bilan sanitaire global n'est pas si mauvais que cela si l'on en juge par le seul indicateur indiscutable : l'évolution de l'espérance de vie à la naissance. En effet, dès 2021, la France retrouvait presque le niveau de 2019, ce qui est loin d'être le cas de la majorité des pays occidentaux et notamment des États-Unis. Toutefois, au jour le jour, que de péripéties ! Que de déclarations imprudentes ! Que d'immodesties ! Ce livre illustre donc à merveille le rapport entre le savoir mouvant, incertain des éventuels effets pathogènes et épidémiques d'un nouveau virus et la nécessité du pouvoir d'agir ou tout au moins de le prétendre.

Aussi, l'analyse détaillée de la chronologie des décisions politiques présentée dans la première partie de cet ouvrage restera un cas d'école pour illustrer les limites, voire les dangers, de l'action politique en situation de grande incertitude. Elle souligne, une fois encore, l'inutilité totale du principe de précaution, je dirais aussi son illogisme tant – en situation d'incertitude – il n'est pas possible de prendre des mesures « proportionnées ». En effet, proportionnées à quoi ? À l'ignorance ? Oui, on peut l'affirmer, ce qui est incertain le demeure. « Du hasard, il n'est point de sens », disait déjà Jean de La Fontaine.

Aussi, après ce journal de l'épidémie, l'ouvrage se penche sur les rapports entre la science et le pouvoir. En la matière, là encore, les illustrations de la difficulté d'agir sont nombreuses : port du masque, quarantaine, hydroxychloroquine, vaccins traditionnels ou à ARN... Comme elles sont riches d'enseignements pour l'avenir.

Enfin, cette épidémie mit en lumière les limites de l'appareil étatique du secteur de la santé et de soins médicaux. Ainsi, l'ouvrage illustre la bureaucratisation du système, sa complexité, son incohérence, ses doublons et ses manques. Ceci permet à l'auteur d'analyser le Ministère et ses liens avec le Gouvernement, ses agences nationales, ses délégations régionales, les fameuses agences régionales de santé (ARS), ses hôpitaux publics et privés et tous les autres acteurs du soin. Il en tire des propositions de réforme qui devraient être reprises et débattues.

Un ouvrage riche, utile, qui dépasse le seul secteur de la santé, car il traite de manière plus générale du lien entre la politique et la science.

Jean de Kervasdoué.

Ancien Directeur des Hôpitaux au Ministère de la Santé.

1.

Chronique de l'épidémie. Les faits

La crise sanitaire due à la pandémie de SARS[1]-Covid-2 que traverse notre pays depuis fin 2019 fait éclater encore plus au grand jour celle de l'hôpital public. Un mouvement avait été initié par le Collectif Inter Hospitalier (CIH)[2] dès 2019 en raison des difficultés rencontrées par les services d'urgences. Les personnels des Hôpitaux de Paris se sont ensuite fortement mobilisés en février 2019, au cours du « Grand débat national » lancé par le président de la République, suite au mouvement des gilets jaunes. La santé était le sujet numéro 1 des Français. Madame Agnès Buzyn, alors ministre de la Santé, avait tenté assez maladroitement de répondre en son temps à ce collectif. Alors que la France connaissait 38 cas de COVID-19, lors d'une visite à l'hôpital de la Pitié Salpêtrière à Paris le 27 février 2020 (où un patient était décédé du COVID-19), le Président Emmanuel Macron avait exprimé son *mea-culpa* précisant que le plan d'aide venait 10 ans trop tard. Il a été accueilli par un

---

[1] Severe Acute Respiratory Syndrome.

[2] Les racines du CIH remontent à janvier 2018, lorsque 1 300 médecins et cadres de santé de l'AP-HP alertaient déjà sur la crise à l'hôpital dans une tribune commune.

personnel soignant soucieux et inquiet des moyens mis en œuvre pour lutter contre la contamination.

Pour autant, le célèbre Claude Bernard (1813-1878), physiologiste français, aurait dit : *« Il ne suffit pas de dire : je me suis trompé ; il faut dire comment on s'est trompé »* (Introduction à l'étude de la médecine expérimentale. 1865).

L'objectif du Président et de son Premier ministre Edouard Philippe était d'éviter que « la potentielle crise sanitaire » ne devienne politique. Le programme « Ma santé 2022 » du ministère de la Santé (annoncé en 2018) qui voulait apporter un « décloisonnement[3] (ville/hôpital par exemple) et une meilleure organisation des soins » n'était pas à la hauteur des attentes. Probablement, que le Président Macron avait largement sous-estimé la mise en traduction de ce plan sur le terrain. Lors de cette visite, il a reconnu ses torts et promettait d'être « au rendez-vous » sur l'hôpital. Pour autant, le Président avait indiqué : « *La France est prête parce que nous avons anticipé et que, le risque d'épidémie, nous ne le découvrons pas* ». Lors de la première vague de COVID-19 en février 2020, l'élément de langage (EDL) qui revenait systématiquement en boucle dans la bouche de chaque ministre était : « *Nous sommes prêts* ». Le Pr Éric Caumes, infectiologue à Paris, indiquait au Président Macron, « *Nous ne pourrons pas accueillir des millions de patients à l'hôpital* ». Un neurologue de la Salpêtrière interpellait le Président Macron (qui, à l'époque, serrait les mains de tous les médecins) : « *Vous savez quand il y a eu l'incendie à Notre-Dame, il y avait beaucoup de monde pour être ému. Là, il faut sauver l'hôpital public qui est en train de flamber à la même vitesse que Notre-Dame a failli*

---

[3] Le décloisonnement est un correctif universel utilisé à tout-va dans les discours de l'exécutif. Il exprime une idée de mouvement, « d'En Marche » et donc d'agilité.

flamber. Ça s'est joué à rien et là, en ce moment, ça se joue à rien ». « *Donc je compte sur vous* » concluait le Président Macron. « *Ah oui, vous pouvez compter sur moi. Mais l'inverse reste à prouver* » lui répondait ce médecin.

Edouard Philippe recevait alors les Présidents des groupes parlementaires à l'hôtel Matignon pour jouer la carte de la transparence de son gouvernement.

Nous avons traversé bien des épidémies au cours de notre histoire, la peste[4] noire de 1348, l'épidémie de choléra en 1830 ou encore la grippe espagnole[5] entre 1918 et 1920. Depuis 20 ans, nous devons faire face à de nombreuses formes virales : en 2002 le SARS-Cov-1 (SRAS), en 2009 la grippe aviaire, en 2015 le virus Zika, en 2019 la fièvre Ebola. Et le SIDA dont le virus HIV a provoqué une pandémie mondiale avec plus de 25 millions de morts depuis le début de la maladie en 1981. Ne manquait plus que le COVID-19[6] dont l'origine est toujours discutée, mais dont le foyer originel, lié à une probable zoonose[7], semble être le marché de Wuhan en Chine. Un nombre croissant de cas locaux avait été signalé à Wuhan. Un cluster

---

[4] Ce n'est qu'en 1894 que le bactériologiste issu de l'Institut Pasteur Alexandre Yersin, alors installé au Japon, découvre le bacille (une bactérie en forme de bâtonnet) « Yersinia Pestis.

[5] Le patient zéro aurait été un certain Albert Gitchell, un fermier appelé sous les drapeaux, contaminé par l'un de ses oiseaux, lui-même contaminé par un oiseau sauvage.

[6] Cette maladie a été nommée COVID-19 par l'OMS, le 11 février 2020. C'est un virus enveloppé à ARN simple-brin linéaire de la famille des bétacoronavirus dont le génome fait 29 903 paires de base. Tout comme le Sars-CoV, agent étiologique du Sras, il fait partie du sous-genre des *Sarbecovirus*. S'ils sont proches génétiquement, ces deux virus sont tout-à-fait distincts. Il n'existe que sept souches de coronavirus humaines.

[7] Maladie infectieuse causée par des micro-organismes qui se propagent des animaux aux humains.

familial avait été identifié à Shenzhen, une ville du sud de la Chine à 550 miles de Wuhan, entre le 10 et le 15 janvier 2020. Six membres de cette famille étaient revenus d'un voyage à Wuhan entre le 29 décembre 2019 et le 4 janvier 2020. Deux d'entre eux ont visité un hôpital local où un pédiatre parent a été hospitalisé pour une pneumonie. Cinq membres de la famille étaient cliniquement et/ou virologiquement atteints par le COVID-19 après leur retour à Shenzhen.

L'hypothèse du laboratoire P4 de Wuhan est également d'actualité[8], bien que les experts de l'OMS l'aient écartée d'un revers de main, sans y avoir vraiment eu accès. Une étude de l'Institut national du cancer de Milan a trouvé des anticorps liés au COVID-19 dès septembre 2019 chez des patients dépistés pour des cancers du poumon. Treize Français avaient été testés positifs *a posteriori* par des chercheurs de l'INSERM sur des prélèvements sanguins effectués dès novembre 2019. Le coronavirus aurait donc circulé bien plus tôt que prévu sur notre territoire. Selon le ministère de la Santé, les premiers malades répertoriés sur le territoire Français ont été pris en charge le 24 janvier 2020 pour une infection respiratoire à COVID-19. Un Français d'origine chinoise et deux touristes chinois ayant séjourné à Wuhan (foyer de l'épidémie en Chine) avaient été pris en charge à l'hôpital Bichat à Paris et au CHU de Bordeaux. Nous avons tous en mémoire, le visage de ce médecin chinois Li Wenliang, hospitalisé, sous oxygène, et mort à 34 ans du COVID-19 le 7 février 2020. Il avait tenté, début décembre 2019, d'alerter les autorités sur la situation à Wuhan, avant de se faire arrêter. En effet, la Chine l'accusait de répandre de

[8] Investigate the origins of COVID-19. *Science* 14 May 2021. Vol. 372, Issue 6543, pp. 694.

fausses rumeurs. Et pourtant, ce fut un lanceur d'alerte bien utile pour le monde entier.

Ces groupes familiaux ont fourni les preuves d'une transmission de personne à personne et propagation interurbaine par les voyages en avion. En outre, le signalement d'une importation de cas en Thaïlande le 13 janvier 2020, puis en d'autres pays, a suggéré que la diffusion mondiale aurait pu se produire plus tôt au travers de voyages aériens.

Toutes les dérives complotistes ont alors vu le jour. Le virus serait passé de la chauve-souris à l'homme, peut-être par l'entremise d'un hôte intermédiaire qui pourrait avoir été le pangolin[9]. Le 30 janvier 2020, le Directeur de l'Organisation Mondiale de la Santé (OMS), Tedros Ghebreyesus, déclarait que l'épidémie de coronavirus, ayant son épicentre en Chine et qui avait fait au moins 170 morts, constituait une urgence de santé publique de portée internationale. Le 11 mars 2020, l'OMS qualifiait enfin l'épidémie de pandémie. À Washington, les mots du Dr Tedros passent mal. Donald Trump qualifie l'OMS et son directeur de « *marionnette de la Chine* ». En mai 2020, le président américain décidait de retirer les États-Unis de l'OMS. Face à la rapidité de la première vague, l'administration française a montré une fois de plus ses limites, certaine d'avoir le meilleur système de santé du monde. Absence de réactivité[10],

---

[9] Ses écailles sont réputées aphrodisiaques en Chine.

[10] « *Quand le 22 mars, nous avons fait des propositions pour mieux organiser les circuits de distribution, il n'y a jamais eu de suite pour voir ce qu'on pouvait faire ensemble*, indiquait Christophe Lannelongue, Directeur Général de l'ARS Grand Est. "*Pire encore : à l'occasion d'une réunion du soir, le directeur de cabinet du Ministre* [Raymond Le Moign] *m'a reproché mes propos un peu vifs. Je venais d'expliquer que les nombreux cas confirmés que nous connaissions chez les soignants pouvaient entraîner une spirale désastreuse parce que nous allions être à un moment dans l'impossibilité de faire face à l'épidémie par manque de*

d'anticipation, retard sur les tests PCR, mensonges sur les masques (le péché originel de cette crise) de la part du Pr Jérôme Salomon[11] alors Directeur Général de la Santé (DGS)[12], utilisation systématique du parapluie pour toutes les décisions politiques. Ces manquements du ministère de la Santé ont été pointés du doigt par un rapport de l'IGAS sorti en janvier 2023[13]. Le rapport indique que le ministère de la Santé est passé « près du naufrage au printemps 2020 ». L'administration centrale a été trop sourde, trop aveugle, à la situation : absence de masques dans les hôpitaux jusqu'aux mois de mars/avril 2020, d'Équipement de Protection Individuelle (EPI)[14] pour les soignants (certains utilisaient alors des sacs-poubelles en plastique.), de solution hydroalcoolique (SHA), de

---

soignants. La réaction a été de me dire que je ne pouvais pas m'exprimer de cette manière. »

[11] Ancien conseiller médical de Mme Touraine, Ministre de la santé.

[12] La Direction de l'hygiène publique et celle de l'hygiène sociale fusionnent en 1956 pour devenir la Direction Générale de la Santé. La DGS prépare la politique de santé publique et contribue à sa mise en œuvre. Son action se poursuit à travers quatre grands objectifs : préserver et améliorer l'état de santé des citoyens, protéger la population des menaces sanitaires, garantir la qualité, la sécurité et l'égalité dans l'accès au système de santé, et mobiliser et coordonner les partenaires.

[13] « Impréparation, désorganisation, guerre entre services et personnel non formé... Une cacophonie générale a régné dans la gestion de la première vague du Covid au printemps 2020 en France, a estimé l'audit de l'Inspection Générale des Affaires Sociales. N'ayant jamais été rendu public, le rapport des 4 inspecteurs est écrasant pour Olivier Véran. Le rapport a été communiqué à la Cour de justice de la République et une enquête a été ouverte pour situer la responsabilité de l'exécutif dans la gestion du Covid qui a causé près de 160 000 morts ».

[14] C'est le 17 février que l'ARS Grand Est commença à s'inquiéter du manque de masques et d'EPI auprès de la Direction Générale de la Santé et lui demande des instructions. Cette demande restera sans réponse.

respirateurs[15]et parfois de curare. Début 2020, la ministre de la Santé, Mme BUZYN, nous assurait que le virus chinois n'avait aucune chance d'arriver en France. Après tout, en 1986, le nuage de Tchernobyl s'était bien arrêté à nos frontières... Mme BUZYN avait fait mettre des flyers dans les avions et « Tous les aéroports internationaux avaient des affiches d'information » sur le COVID-19. Lors d'un point presse le dimanche 26 janvier 2020, elle déclarait : « *aujourd'hui, il n'y a aucune indication à acheter des masques pour la population française* ». Elle quitta l'avenue de Ségur le 16 février 2020, en pleurs. « *Quand j'ai quitté le ministère,* assure-t-elle, *je pleurais parce que je savais que la vague du tsunami était devant nous. Je suis partie en sachant que les élections n'auraient pas lieu.* » dit-elle. Olivier Véran, jeune neurologue grenoblois de 39 ans, la remplaça. Il occupait depuis deux ans et demi le poste très stratégique de rapporteur général de la commission des affaires sociales. À l'époque, la réforme des retraites (une retraite à points) était son dossier le plus brûlant. Mais en moins de trois semaines, la pandémie de COVID-19 bouleversa toutes ses priorités.

Auditionnée le 30 juin 2020 par la commission d'enquête de l'Assemblée nationale sur la gestion de l'épidémie de coronavirus, Agnès Buzyn a défendu pied à pied son action au ministère de la Santé. Et lorsqu'elle est interrogée sur des points emblématiques de la gestion de la pandémie, Agnès Buzyn n'a pas hésité à se défausser. La pénurie de masques, par exemple ? : « *Ce n'était pas de sa responsabilité* » dit-elle. En France, les pouvoirs publics répètent depuis le départ que le dépistage est inutile (arguant qu'il n'y a pas de traitement étiologique et que, seuls les cas graves, font l'objet d'un traitement symptomatique),

---

[15] Certaines ARS demandaient aux hôpitaux de faire appel aux respirateurs des cabinets vétérinaires.

se contentant d'inviter les gens ayant été en contact avec un porteur ou présentant des symptômes d'infection respiratoire à rester chez eux. Pourtant, l'OMS indiquait : « *Pour prévenir les infections et sauver des vies, le moyen le plus efficace est de briser les chaînes de transmission. Et pour cela, il faut dépister et isoler* ». La ministre Buzyn ajoutait : « *Et, par ailleurs, nous avons des dizaines de millions de masques en stock, en cas d'urgence de santé publique pour l'émergence d'un virus ou d'une bactérie. Donc tout cela est parfaitement géré par les autorités, et si un jour, il fallait porter un masque, nous distribuerions le masque* ».

Dans l'intervalle, il fallait préparer les élections municipales de mars et juin 2020. Mme Buzyn était tête de liste de *La République En Marche* à Paris[16], partie en catastrophe à la conquête de la mairie de Paris en remplacement de Benjamin Griveaux (qui avait démissionné pour une affaire de mœurs) et Edouard Philippe au Havre. Qualifiée au second tour des élections municipales, Agnès Buzyn était arrivée en troisième position avec 13,3 % des voix au niveau de la commune (et 13,03 % dans son arrondissement), un score plus faible que celui réalisé au premier tour (17,26 % des suffrages). Ultime humiliation, avec ces résultats, elle ne pouvait pas prétendre à siéger au Conseil de Paris.

Le 17 mars 2020, Olivier Véran indique au point presse :

« *Quand le COVID-19 est apparu, il ne restait qu'un stock d'États de 117 millions de masques chirurgicaux pour adultes et aucun stock stratégique d'États en masques FFP2* ». Le mode de transmission par aérosol pour le virus du COVID-19 n'était pas

---

[16] « *Depuis le début je ne pensais qu'à une seule chose : au coronavirus. On aurait dû tout arrêter, c'était une mascarade. La dernière semaine a été un cauchemar. J'avais peur à chaque meeting. J'ai vécu cette campagne de manière dissociée* » disait Mme Agnès Buzyn.

officiellement retenu par le ministère de la Santé. Cependant, il existe des maladies infectieuses dont la transmission par aérosol est avérée, comme la tuberculose (causée par une bactérie) ou la rougeole (causée par un virus), maladies hautement contagieuses.

À la fin du rassemblement évangélique de Mulhouse des 17-21 février 2020, des milliers de fidèles contaminés ou non par le COVID-19 rentrent chez eux. Il se passe plusieurs jours avant l'apparition des premiers symptômes. Pendant cette période d'incubation, ces personnes vont, sans le savoir, transmettre le virus à leur entourage. L'un des premiers « clusters » de COVID-19 identifié en France a donc éclaté ici. Les études montrent aujourd'hui que le COVID-19 circulait déjà avant le rassemblement, mais que les foules ont accéléré sa propagation. En France, nous cherchions alors encore le patient « 0 ». À cette époque, nous étions alors à environ 212 cas en France. Très rapidement, le nombre de cas de COVID-19 augmenta très fortement.

C'est alors que sur les chaînes de télévision, les médecins se sont mis à faire de la politique et les politiques se sont mis à faire de la médecine, provoquant l'angoisse dans la population. Nous avons alors assisté à des débats en boucle des « Sachants ». Tout le monde y allant de sa petite musique en se déclarant « expert », en infectiologie, en virologie ou en épidémiologie. Nous n'avions alors jamais eu autant d'experts en France sur le sujet.

Tous les Professeurs de l'AP-HP défilaient toute la journée sur BFMTV ou sur C-News déclarant qu'ils ne savaient plus où donner de la tête dans leurs services hospitaliers. Les médecins indiquaient qu'ils allaient être obligés de faire le « tri » des malades. Ce qui est certain, c'est qu'il fallait déprogrammer les opérations non-urgentes pour libérer des lits de soins critiques

(Unité de Soins Continus et réanimation). Le nombre de séjours hospitaliers hors COVID-19 a diminué de 13 % en 2020 avec la déprogrammation des soins non-urgents, un non-recours probable pour certaines maladies comme le cancer, mais aussi une baisse des accidents et des maladies infectieuses hors COVID-19 (source DRESS 2021). Les urgences, les greffes et la chirurgie carcinologique continuaient pour ne pas faire perdre de chances à ces patients. Le nombre de sorties SMUR primaires (sur la voie publique) diminua considérablement lors de la première vague. En effet, les gens avaient peur d'aller aux Urgences de crainte de contracter le COVID-19. Aussi, certains sont morts chez eux d'AVC ou d'infarctus. Ce nombre de décès sera à chiffrer un jour. Beaucoup de personnes âgées mourraient dans les EHPAD[17]. Les familles ne pouvaient pas dire au revoir dignement à leurs proches décédés, très rapidement mis dans des sacs plastiques et enterrés (en présence de 10 personnes maximum. Lors des mariages, ce nombre était d'environ 30.). Le sujet des résidents confinés en EHPAD a été très mal géré.

Edouard Philippe, alors Premier ministre, a procédé à un confinement strict du 17 mars 2020 au 11 mai 2020 car le Président avait déclaré que nous étions « en guerre » face à l'ennemi invisible. Les gens quittaient les grandes agglomérations pour aller se mettre au vert et au bord de la mer[18]. D'ailleurs, le Président tenait régulièrement un « conseil de défense sanitaire ». Ainsi, déclarer la guerre au coronavirus, c'était justifier le vote d'un « état d'urgence sanitaire » et la limitation des libertés pour les Français. Mais vouloir s'appuyer sur une rhétorique martiale, c'était également prendre le risque

[17] La gestion des résidents dans les EHPAD par le ministère de la Santé et les ARS a été inhumaine.

[18] Les parisiens achetaient massivement des maisons en Bretagne.

politique de devoir assumer la fin du conflit et donc la victoire. Nous nous sommes rendu compte par la suite qu'il s'agissait en fait d'une « drôle de guerre ». Nous avons vu apparaître les « premières lignes » et les « secondes lignes ». Dès le 11 mai 2020, le gouvernement instaura des « Brigades sanitaires » (équipe ARS[19] et assurance maladie) pour tenter de faire le « contact tracing »[20] afin d'éviter l'apparition de nouveaux foyers de COVID-19. Le ministère de la Santé fit appel tant bien que mal à la « Réserve sanitaire », refusant souvent l'aide des anesthésistes-réanimateurs du secteur privé alors que le besoin était criant. Les cliniques privées devaient déprogrammer les opérations chirurgicales, mais le Ministère ne leur fit pas appel. Pourquoi ? Chaque pays se comparait alors à ses voisins pour être le « meilleur élève ». Les régions françaises se comparaient également entre elles car elles étaient touchées à des degrés divers. L'Est de la France et l'Ile de France étaient fortement impactés par l'épidémie. La réforme des retraites, pierre angulaire du quinquennat Macron, fut stoppée sur-le-champ, dans l'attente de « jours meilleurs ».

Au mois de mars 2020, ce fut l'ensemble du personnel du groupe aéronaval (le porte-avions, les navires accompagnants et les aéronefs) qui était touché par le COVID-19[21]. Une immense majorité des contaminés venait donc bien du bâtiment nucléaire lui-même, sur lequel le virus s'est répandu comme une traînée

---

[19] Créées par la loi HPST (hôpital, patients, santé, territoires) adoptée en 2009, les ARS devaient permettre un pilotage plus efficace des politiques de santé, en regroupant des administrations éparpillées.

[20] Les ARS ont reçu en septembre 2020 un « *renfort Covid* » de 500 contrats à durée déterminée (essentiellement des médecins et des infirmières), financés jusqu'au 31 juillet 2021.

[21] La contamination au COVID-19 à bord du porte-avions Charles-de-Gaulle a probablement eu lieu lors de l'escale brestoise, du 13 au 16 mars.

de poudre, touchant presque 60 % des effectifs (1081/1760). Une trentaine de marins furent hospitalisés. Le *Charles de Gaulle* est le second porte-avions contaminé par le virus, après l'Américain *USS Theodore Roosevelt*.

Le Président Macron indiquait alors le 12 mars 2020 qu'il soutiendrait l'économie par le fameux « quoi qu'il en coûte »[22], ce fut l'instauration des PGE (Prêts Garantis par l'Etat[23]), à juste titre d'ailleurs. Ce dispositif a fait preuve de son efficacité immédiate en permettant aux entreprises de sécuriser leur trésorerie lors du premier confinement. La réponse économique de l'État fut à la hauteur.

Début juin 2021, Bercy estimait à environ 138,3 milliards d'euros le total des encours accordés à quelque 680 000 entreprises. Face au tsunami qui arrivait, le personnel des ARS s'est immédiatement confiné, donnant des leçons aux « premières lignes » pour gérer la crise (bien souvent avec 2 à 3 semaines de retard par rapport au terrain). Certaines ARS laissaient sur le trottoir, sans surveillance, des cartons de masques pour le personnel hospitalier, avant de retourner chez soi à la hâte pour se confiner.

---

[22] *« La santé n'a pas de prix. Le gouvernement mobilisera tous les moyens financiers nécessaires pour porter assistance, pour prendre en charge les malades, pour sauver des vies. Quoi qu'il en coûte ».*

[23] C'est un prêt parfois sans intérêts à l'exception de la rémunération de Bpifrance et sans autre garantie que celle de l'État. Annoncé le 16 mars 2020, il concerne tout type d'entreprise, commerçants, artisans, exploitants agricoles, professions libérales, micro-entrepreneurs, y compris certaines sociétés civiles immobilières, entreprises en difficulté, jeunes entreprises innovantes et même les micro-entrepreneurs.

Il fallait « tester-tracer-isoler »[24]. Lors des épisodes de peste, le lazaret était un établissement de mise en quarantaine des passagers, équipages et marchandises en provenance de ports où sévissait la peste. Pour éviter un confinement généralisé, certains épidémiologistes en France préconisaient d'isoler les personnes âgées et les personnes ayant des facteurs de comorbidités. C'est alors que l'on se mit à applaudir les soignants aux fenêtres et aux balcons, tous les soirs à 20 heures. En effet, les médecins avaient su « pousser les murs » en se réorganisant très rapidement et en créant des lits « éphémères » de réanimation. Le Service de Santé des Armées (SSA) fut appelé en renfort. Ce fut l'opération « résilience » avec le déploiement des hôpitaux de campagne. Lancée le 25 mars 2020, l'opération « Résilience » constituait la contribution des armées à l'engagement interministériel contre la propagation du COVID-19. Elle était centrée sur l'aide et le soutien aux populations ainsi que sur l'appui aux services publics pour faire face à cette épidémie, en métropole et outre-mer, dans les domaines de la santé, de la logistique et de la protection. Lors de la première vague, la médecine de ville a été insuffisamment impliquée par manque d'organisation entre les acteurs. Cela ne fut pas tout à fait le cas lors de la seconde vague (car il y avait eu un apprentissage entre temps). Cela nous rappelle une citation de Charles Darwin (1809-1882) : « *Dans la longue histoire du genre animal, ce sont ceux qui ont appris à collaborer et à improviser efficacement qui l'ont emporté* ».

Nous avons été obligés de confiner le pays pour éviter l'engorgement de nos quelque 5 000 lits de « réanimation » et de

---

[24] L'ancien directeur de l'ARS Grand Est, Christophe Lannelongue, fustige le manque de préparation et de réaction de l'État : " *Nous n'étions pas préparés car nous n'avions pas la capacité de mettre en œuvre la stratégie préconisée par OM), 'tester, isoler, soigner', de façon à casser la chaîne de diffusion de l'épidémie* ».

protéger les anciens (fragiles[25]). La région Grand Est fut très touchée par le COVID-19. Ce fut l'époque des fameuses attestations de sortie. Dès le mois de janvier 2020, les scientifiques avaient séquencé le génome du virus, nous savions alors de manière théorique comment « casser les chaînes de transmission » (phrase qui revenait en boucle chez les politiques, les médecins et à la télévision). Mais, face au nombre de cas, nous n'arrivions plus à suivre les chaînes de contamination en temps réel. En outre, un confinement immédiat aurait eu un coût économique prohibitif et un risque de fracture sociale très important après l'épisode des « gilets jaunes ».

La crise du COVID-19 fut l'occasion d'inventer tout un vocabulaire « savant ».

En premier, nous avons cherché à savoir s'il fallait parler du COVID ou bien de « La COVID » alors que 400 à 500 personnes mouraient chaque jour en France. L'Académie française se saisit alors de la question. Il convenait donc de parler de « La » COVID (pour disease). Sont apparus, les clusters[26] pour parler de foyers, la distanciation sociale, la bulle sociale, le confinement (puis le déconfinement, le re-déconfinement), les gestes barrières, le télétravail, le présentiel, le distanciel, les cas contact. Et enfin la « Jauge », la quarantaine, la quatorzaine puis la septaine, comme si nous voulions nous convaincre définitivement que nous avions le dessus sur cette pandémie par la maitrise des mots. Au niveau de l'économie, apparut la

[25] Selon le Haut Conseil de la santé publique, les personnes vulnérables sont susceptibles de développer des formes graves de COVID-19 doivent donc être particulièrement vigilantes.

[26] En génétique, un *cluster* de gène correspond à un groupe d'au moins deux gènes appartenant à un même ensemble et codant pour une protéine identique ou similaire.

distinction entre les « magasins essentiels » et les « magasins non-essentiels ».

Les épisodes successifs de confinements/déconfinements constituaient un « Stop and Go ». L'usage de ces mots suivait notre vécu. Tous ces mots, ces éléments de langage furent inventés par un gouvernement qui imposait un formatage de pensée unique. Le gouvernement estimait que le verbe fait l'action, « l'intendance suivra ». Il y a eu également les petites phrases : « Prenez soin de vous », ce qui signifiait « ne me contaminez pas », ce qui n'est pas très altruiste dans une société qui prône le « bien vivre ensemble », la bienveillance des « bien-pensants » et l'inclusion sous toutes ses formes, même l'écriture !

Le débat sur l'hydroxy-chloroquine prônée par le Pr Didier Raoult fit rage. Le sujet devint tellement enflammé entre Marseille et Paris que le Président Macron (qui se déplaça à l'Institut Hospitalo Universitaire (IHU) Méditerranée de Marseille[27] le 9 avril 2020 pour un entretien de 3 heures) fut à deux doigts d'organiser un référendum national : « Pour ou contre » le traitement du médecin marseillais. Historiquement, sur un plan médical, la controverse exista entre Montpellier (où les médecins étaient royalistes, de doctrine vitaliste) et Paris (où les médecins étaient républicains et organicistes)[28]. Le temps de la science est différent du temps politique et du temps de la

[27] Les IHU ont pour objectif de doter la France de plusieurs pôles d'excellence en matière de recherche, de soin, de formation et de transfert de technologies dans le domaine de la santé.

[28] Dominique Raynaud. Chronique et motifs de la controverse entre les écoles médicales de Paris et de Montpellier. P. Nouvel. Repenser le vitalisme. Histoire et philosophie du vitalisme, Paris, Presses universitaires de France, pp.33-55, 2011.

communication. Si l'on mélange ces 3 temps, cela provoque des débats stériles sans fin. Et ce fut le cas.

Très vite, le taux d'incidence baissa et il fallait envisager rapidement le déconfinement pour l'été 2020. M. Jean Castex[29], déjà pressenti en son temps, pour remplacer M. Castaner place Bauveau, fut nommé le « M.Déconfinement » du Gouvernement. Le déconfinement se passait « si bien » qu'il fut nommé Premier ministre à l'été 2020[30]. Durant l'été, le Premier ministre multipliait ses déplacements avec ses ministres, affirmant : « *Le virus n'est pas en vacances, nous non plus* ».

Tout le monde attendait avec impatience « le monde d'après ». Telle ne fut pas notre surprise à l'automne avec l'arrivée de la seconde vague épidémique de COVID-19. À l'époque, personne ne se souvenait que la grippe espagnole avait duré 3 ans. Le déconfinement fut bien en réalité un échec et le Premier ministre fut ainsi nommé sur un « malentendu ». M. Castex misait alors tout sur le couple « Maire/Préfet »[31] pour aller porter la bonne parole dans les « territoires » (appelés « Province » dans le monde d'avant). Ce fut l'occasion de réhabiliter les sous-préfectures. Le rôle des Préfets consiste à adapter les instructions des bureaux parisiens aux réalités locales. Les Préfets sont très souvent brillants, ils savent passer d'un dossier à l'autre avec beaucoup de subtilité. À ce titre, le représentant de l'État peut se révéler le meilleur allié des maires.

---

[29] Il avait été Directeur de la DHOS au ministère de la Santé dans les années 2000, à l'origine de la Tarification à l'activité (T2A) qu'il souhaite réformer de nos jours.

[30] Edouard Philippe commençait à faire de l'ombre au PR (M. Macron).

[31] C'est une décentralisation de fait, c'est un circuit court décisionnel qui permet de poser une question et d'avoir une réponse rapide et non pas de s'adresser à l'État central qui n'a pas forcément la même réactivité.

Toutefois, le président de la République a souhaité dissoudre le corps Préfectoral en décembre 2022, ne laissant présager rien de bon. La fonction ne disparaît pas pour autant, mais le décret du 6 avril 2022 supprime le corps préfectoral et instaure une durée maximale d'exercice continu des fonctions de préfet de neuf ans. L'objectif annoncé du Gouvernement est de passer d'une logique de corps à celui d'une logique de métier.

Alors, « décloisonnement magique » ou « déconstruction idéologique » ?

À l'été 2020, ce fut la remise des médailles du Mérite national[32] à de nombreux Directeurs d'hôpitaux[33] qui avaient su « faire face »[34] au cours de la pandémie. L'avenir de l'hôpital public et des Directeurs se jouait principalement sur le front du COVID-19 à coup de tweet, de post et de like sur les réseaux sociaux. Le gouvernement venait d'indiquer que la santé n'avait plus de prix ; quelle aubaine ! Cela arrangeait plus d'un Directeur d'hôpital face aux déficits abyssaux des hôpitaux. D'ailleurs, les cabinets de consultants français dont l'intérêt se porte sur l'efficience hospitalière travaillent principalement à l'étranger. En effet, nous ne sommes plus dans une logique d'efficience et de restructuration/réorganisation de l'hôpital public. Désormais, face au dossier du système hospitalier, le gouvernement avait choisi, de concert avec la gouvernance des hôpitaux, d'augmenter les crédits et les ressources humaines. Il

[32] Par ailleurs, la Médaille de l'engagement face aux épidémies, créée en 1885 fut réactivée.

[33] « Tous les récipiendaires ont fait preuve d'un engagement particulier, réinventant l'organisation de services hospitaliers et de gestion du personnel, mobilisant leurs équipes pour faire avancer la recherche scientifique » (Grande Chancellerie).

[34] Devise de Georges Guynemer (1894-1917).

s'agit d'un grand classique des syndicats. En effet, lorsqu'il y a un problème, il faut avant tout augmenter les effectifs et accroitre les crédits. À tel point que les Directeurs d'hôpitaux/Elus ont pris l'habitude de court circuiter les Délégués Départementaux des ARS pour aller voir directement les Directeurs Généraux d'ARS, voire le ministre de la santé pour obtenir des enveloppes budgétaires (MIGAC, FIR, CNR, etc.). En regardant bien l'histoire, nous voyons que le sujet de l'allocation budgétaire des hôpitaux existe depuis le 16e siècle. Aussi, au 19e siècle, bien des villes décidaient de construire ou de reconstruire des Hôtels Dieu « quoi qu'il en coûte ». Mais ça coûte. Désormais, les Directeurs d'hôpitaux géraient alors leur structure dans « l'émotion et les plaintes », dans la compassion et la « bienveillance ».

Mais, l'hôpital était déjà très malade à cette époque. Les 35 heures ont désorganisé l'hôpital. Ce fut une fausse « bonne idée » pour l'hôpital.

En juin 2020, coup sur coup, les deux plus grandes revues médicales mondiales, le *Lancet* et le *New England Journal of Medicine* ont procédé à la rétractation d'articles qui suggéraient que l'hydroxy-chloroquine (HCQ), associée ou non à l'azithromycine augmentait la mortalité et les arythmies cardiaques, par QT long à l'électrocardiogramme (ECG). Ces études (réalisées par la société Surgisphère) avaient été suivies en France d'une abrogation de la dérogation qui permettait l'utilisation de cette molécule contre le SARS-Cov2. Suite à l'article du *Lancet*, l'OMS avait suspendu temporairement les essais cliniques de l'HCQ. En France, l'Agence Nationale de Sécurité des Médicaments (ANSM) avait fait de même. Le ministre de la Santé, Olivier Véran, après avis défavorable du Haut Conseil de Santé Publique (HCSP), s'appuyant sur l'article du *Lancet*, avait abrogé la dérogation qui permettait d'utiliser l'HCQ contre le COVID-19. L'on s'aperçut alors, que les experts mondiaux en épidémiologie que nous avions vu défiler à la télévision, se sont fait avoir comme des « béotiens » par une petite société américaine jusque-là inconnue. L'on vit au grand jour que ces experts ne savaient pas lire et interpréter de simples statistiques d'un article médical.

Le Gouvernement a choisi de ne pas reconfiner en janvier 2021 probablement par peur d'un embrasement des banlieues, malgré les recommandations pressantes du Pr Delfraissy (Président du Conseil scientifique). Le Président indiquait : « *Est-ce que le 29 janvier nous aurions dû confiner le pays ? Comme certains le disaient et comme des modèles montraient que nous allions flamber en février. [...] non. Je peux vous le dire, nous avons eu raison de ne pas confiner la France à la fin du mois de janvier, parce qu'il n'y a pas eu l'explosion qui était prévue par tous les modèles* ». Aussi, désormais, il ne fallait plus parler de confinement (le mot était tabou pour le Président Macron) face à cette 3e vague (qui d'ailleurs était toujours la seconde sur un plan épidémiologique). En effet, il fallait pouvoir affirmer que nous avions réussi à éteindre la seconde vague), le mot était banni, il fallait « freiner sans enfermer ». Déclinaison du « en même temps » au niveau de la santé publique. Nous allions presque avoir le triptyque « Tester/Tracer/Sortir ». La boussole n'était plus le fameux R0[35] ou le taux d'incidence, mais les estimations dans les sondages d'opinion, car nous étions à un peu plus d'un an des élections présidentielles. Le couvre-feu fut instauré. Dans un premier temps, M. Castex souhaitait apporter des « mesures graduées, proportionnées et territorialisées » (nouvel élément de langage). Le confinement général fut

[35] Taux de reproduction du virus.

obligatoire après de multiples tergiversations au « château ». Heureusement, les conseillers en communication du Président avaient très vite inventé des mesures de « freinage d'urgence » à utiliser en tant que de besoin. Un problème/une solution, par le narratif.

Alors, tous les 15 jours, nous avons vu M. Castex à la télévision, accompagné par M. Véran, dire aux Français :

« *À compter de ce jour et pour une durée de 15 jours, nous repartons en confinement* » avec son petit accent du terroir, fort sympathique. Notons que M. Jérôme Salomon, le Directeur Général de la Santé, qui nous indiquait le nombre de morts tous les soirs à la télévision, avait alors disparu des écrans radars. Il ne nous indiquait plus le nombre de morts quotidiennement. Il est vrai que lors de cette pandémie, nous avons vécu une instabilité scientifique très grande. Les connaissances scientifiques se sont accrues progressivement. L'usage du conditionnel par les politiques eut été une bonne chose. Aussi, sur un plan épidémiologique, un virage fut franchi lorsque les médecins ont compris que les personnes asymptomatiques pouvaient transmettre également le virus. Nous attendions tous un vaccin qui mette fin à cette pandémie.

Confronté à plusieurs citoyens et à quatre maires sur le plateau de l'émission, « Vous avez la parole » de France 2, jeudi 24 septembre 2020, Jean Castex répond aux interrogations des internautes : « *Vous dites que les piscines vont fermer, mais sur le site internet du gouvernement, c'est marqué ouvertes* ». M. Castex répond : « *Alors ça, effectivement, il faut peut-être vérifier. J'avais en tête les piscines qui sont, vous savez, dans les salles polyvalentes. En réalité, ce qui est fermé, ce sont les salles polyvalentes. Je demande une vérification, un joker* ». Il se retourne vers son ministre de la

Santé (Olivier Véran) qui répond : « *ça c'est une question difficile...* ».

Mauricette fut la première patiente Française à être vaccinée par un vaccin à ARN[36] messager (personne n'aurait misé sur cette technologie 6 mois avant, mais la technologie était connue et sûre depuis au moins 20 ans.). M. Véran (Mme BUZYN ayant été propulsée au Cabinet du Directeur Général de l'OMS entre-temps, méritocratie oblige) ne souhaitait pas mettre en place de vaccinodrome (Vieux souvenirs du H1N1 de Mme Bachelot ; la grippe H1N1 fut finalement de gravité moins importante que le COVID-19). Il fallait « prendre notre temps » répétait M. Olivier Véran. Bien entendu, une vive polémique fut déclenchée par les oppositions face à cette lenteur. Le Président nomma alors « M. Vaccin » le 3 décembre 2020, le Pr Alain Fischer, grand médecin et scientifique. Puis face à la lenteur de la vaccination, le porte-parole du Gouvernement, Gabriel Attal, annonça qu'il allait faire appel à 35 citoyens français pour les consulter sur le sujet de la vaccination (oubliant par là même qu'il y a une commission des usagers, au sein de chaque ARS, qui fonctionne très bien, celle-ci). Le Pr Delfraissy avait demandé un comité de liaison des citoyens pour exprimer des propositions aux Hautes Institutions Publiques. Montesquieu disait qu'il fallait des contre-pouvoirs pour gagner

[36] La durée de vie d'un ARNm dans la cellule n'est que de quelques heures. Dans le vaccin, il a pour objectif de traduire (dans les cellules musculaires du bras) la protéine S de surface (Spike) présente à la surface du virus et de stimuler le système immunitaire pour fabriquer des anticorps contre le virus du COVID-19. Le Sars-CoV-2 utilise la même porte d'entrée dans les cellules que Sars-CoV, le récepteur ACE2 sur les cellules épithéliales. La protéine *spike* sur l'enveloppe du virus a une affinité suffisante avec ACE2 pour permettre l'entrée du virus dans la cellule.

la confiance du peuple. Notons que l'ARN messager[37] fut découvert en 1961 (date de la parution de la publication princeps) à l'Institut Pasteur, par les brillantissimes et visionnaires, Jacques Monod (1910-1976), pasteurien, François Jacob, pasteurien, (1920-2013) et André Lwoff (1902-1994). Cela leur valut le prix Nobel de physiologie ou médecine en 1965.

Au mois de mars 2021, plusieurs pays suspendaient l'utilisation du vaccin d'Oxford/AstraZeneca, suite à des cas de formation de caillots sanguins et quelques décès. Par mesure de précaution, l'Allemagne annonçait qu'elle suspendait l'utilisation de ce vaccin. La France fit de même dans la journée. Cela entama largement la confiance des Français envers la vaccination. La ministre déléguée chargée de l'Industrie, Agnès Pannier-Runacher, annonçait ensuite que la France pourrait se passer de ce vaccin à partir du second semestre. Puis, ce vaccin fut autorisé aux personnes de plus de 55 ans, mais il restait boudé par une majorité de Français. Le vaccin BioNtech/Pfizer à ARNm était annoncé efficace à plus de 95 %[38]. Mais sur quelle cible ?

À l'ère des smartphones et du digital le gouvernement décida de mettre en place l'application « Stop Covid », dont nous apprîmes en direct à la télévision que le Premier ministre ne l'avait pas installée sur son portable. Face à ce flop, en octobre 2020, le gouvernement « upgrada » l'application en

---

[37] Lié à la découverte de l'opéron Lactose.

[38] Dans un rapport publié le 18 juin 2021, l'ANSM a souligné plusieurs cas de myocardites liés au vaccin Pfizer. " Il est observé depuis le début du suivi un total de 29 cas. 14 cas ont été retenus au vu du niveau de complétude des données cliniques recueillies sur les cas et l'échelle d'évaluation de Brighton " (ANSM).

« TousAntiCovid »[39] car nous devions être « bienveillants » les uns envers les autres. Il fallait se protéger et protéger les autres. Le gouvernement utilisa cette application « TousAntiCovid » pour délivrer le fameux PASS sanitaire, demandé dans les lieux recevant du public. Le plus étrange fut que les Français redoutaient beaucoup plus le PASS sanitaire que le confinement.

Souvenons-nous que certains centres vaccinaient « trop massivement », alors le Ministère des Solidarités et de la Santé les rappela à l'ordre, via les Préfets et/ou les ARS, voire ferma temporairement ces centres, car il fallait « prendre son temps ». Le gouvernement fit appel à une vingtaine de consultants du cabinet McKinsey pour mettre en place sa stratégie vaccinale (pour un montant d'environ 2 millions d'euros par mois)[40]. Face à la stratégie de M. Véran de « prendre son temps », le Président était furieux, apparut alors dans la nuit le triptyque : « accélérer, amplifier, simplifier » d'Olivier Véran[41]. Nous voyons encore le poids des mots en politique. Le Président misait tout sur l'Europe pour la vaccination. La société Nantaise Valneva qui a mis au point un vaccin à base de virus inactivé fut soutenue financièrement par les Britanniques qui finalement en 2021 ont

---

[39] La fonctionnalité centrale de l'application mobile et en théorie la plus importante, qui servait au « contact tracing », n'est plus opérationnelle depuis le 25 janvier 2023.

40 La « Firme » McKinsey a été auditionnée par la commission d'enquête du Sénat le 18 janvier 2022, pour justifier le montant de ses honoraires. Auditionnés par les sénateurs, Karim Tadjeddine et Thomas London, deux directeurs associés de McKinsey en France ont maladroitement justifié leur influence auprès de l'État.

[41] Depuis 6 ans, l'État multiplie les Numéros verts ; un problème, un numéro vert. Mais en janvier 2023, le Président Macron précisa : « *"ras-le-bol des numéros verts dans tous les sens [...] : ça ne marche pas"*.

annulé leur commande. Ce vaccin ne fut pas autorisé en décembre 2022. Sanofi/Mérieux n'a pas misé sur l'ARN messager, mais sur des protéines recombinantes (la séquence génique de la protéine S est incorporée dans un plasmide.). « *J'ai vécu comme un traumatisme l'affaire de Sanofi-Pasteur* », a confié Jean Castex, jeudi 29 juillet 2021, lors d'un déplacement à Agen. « *Pasteur est déjà bien agacé sans doute par ceux qui considèrent que la vaccination est un danger, il doit se retourner dans sa tombe* », a lâché Jean Castex le 29 juillet 2021, estimant que la France n'avait « *pas été au rendez-vous de la course aux vaccins* ». Sanofi avait misé sur le « mauvais cheval ». Pour autant, Sanofi a racheté une biotech qui maîtrise l'ARN messager et devait sortir fin 2021 un vaccin à ARN messager contre le COVID-19. Le 28 septembre 2021, le laboratoire français Sanofi a annoncé arrêter le développement de son vaccin à ARN messager entrepris avec Translate Bio jugeant que « *celui-ci arriverait trop tard sur le marché* ».

L'Institut Pasteur de Lille avait réussi à faire du repositionnement. En effet, « les chercheurs du Centre d'Infection et d'Immunité de Lille (Inserm U1019, CNRS ERL9017), de l'U1177 à l'Institut Pasteur de Lille et de la société Apteeus ont criblé à grande échelle des banques de médicaments dans l'espoir d'identifier des molécules antivirales. Les scientifiques ont découvert que le clofoctol (octofène), un antibiotique indiqué pour traiter les infections bactériennes des voies respiratoires, réduisait fortement la réplication du SARS-CoV-2 en culture cellulaire. Les chercheurs ont confirmé cet effet antiviral dans un modèle préclinique de COVID-19.

De façon inattendue, ils ont aussi démontré que le clofoctol atténue l'inflammation pulmonaire lors de l'infection. Il fallait donc construire un essai clinique, avec des sujets plus à risque, c'est-à-dire de 50 ans et au-dessus, et non vaccinés. Il fallait environ 700-750 patients. Pasteur Lille a déposé toutes ses demandes d'autorisations aux autorités compétentes en janvier. Et ils ont eu toutes les autorisations nécessaires au mois de juin. La pandémie était alors à son creux. Puis il y a eu la mise en place du PASS sanitaire et la population s'est, dans sa très large majorité, et avec raison, vaccinée. C'était donc trop tard pour trouver les candidats pour ces essais cliniques. Le Chef du Gouvernement de l'époque ne s'était pas montré très enthousiaste et c'est la société LVMH qui avait sponsorisé les travaux de l'Institut Pasteur de Lille. Il est probable que le Gouvernement avait été un peu refroidi avec les essais du Pr Didier Raoult.

Alors, avec cette « drôle de guerre », tout le monde s'est mis à parler de résilience[42]. C'était le mot à la mode. Mais cette résilience n'est pas un programme politique. La résilience était alors synonyme de « rebond » et non de résistance comme il se doit. Popularisée par le neuropsychiatre Boris Cyrulnik, cette notion est définie comme la capacité d'un groupe d'individus « à se rétablir après une perturbation extérieure ». Écoutons le Général de Gaulle à ce sujet : « *Vieille France, accablée d'histoire, meurtrie de guerres et de révolutions, allant et venant sans relâche de la grandeur au déclin, mais redressée de siècle en siècle par le génie du renouveau* » (Charles de Gaulle. Mémoires de guerre. Le salut).

Début 2021, la Cour des comptes sortait alors un rapport indiquant que depuis un an avec le COVID-19 rien n'avait

[42] Cela désigne la résistance d'un matériau au choc. En psychologie, cela désigne la manière de vivre dans le malheur et à se reconstruire d'une manière acceptable.

changé[43] à hôpital. Le SEGUR de la Santé de M. Olivier Véran porté par Mme Nicole Notat se poursuivait. L'État allait reprendre une partie de la dette des hôpitaux (le tiers de la dette, soit 13 milliards d'euros)[44]. Nous étions aussi victimes de l'insécurité, aussi avons-nous instauré le Bauveau de la Sécurité. « Un problème/une solution ». Cela n'est pas très bienveillant quand on pense que le Gouvernement inventa le terme « Un jeune, une solution ». Pourquoi ne pas y avoir pensé plus tôt ? Les fameux comités Théodule[45] du Général de Gaulle, alors que le Président Macron avait affirmé vouloir les supprimer lors de sa conférence de presse du 25 avril 2019.

Au 03/01/2022, le COVID-19 a fait 124 212 morts en France. On dénombre plus de 287 398 770 cas de coronavirus à travers le monde et 5.447.776 de morts. En France, le dernier bilan fourni par les autorités sanitaires concernant la pandémie de COVID-19 fait état d'au moins 10 921 757 cas de contaminations au total, dont au moins +332 252 le 05/01/2022. On recense le mercredi 5 janvier 2022, +246 morts en 24h soit 124 809 au total. Le nombre total de décès en

---

[43] Nous devions créer des lits de réanimation.

[44] 19 MILLIARDS D'EUROS D'INVESTISSEMENTS NOUVEAUX DANS LA SANTÉ (VILLE-HÔPITAL-MÉDICOSOCIAL) : Reprendre 13 milliards d'€ de dette des établissements participant au service public hospitalier pour leur redonner les marges financières nécessaires à l'investissement du quotidien et améliorer les conditions de travail (pose de rails d'hôpital, achat de petit matériel…). — Déployer un plan massif d'investissement de 6 milliards d'€ répartis entre : • La transformation, la rénovation et l'équipement dans les établissements médico-sociaux : 2,1 milliards d'€ sur 5 ans dont 0,6 milliard d'€ pour le numérique ; • Projets hospitaliers prioritaires et investissements ville - hôpital : 2,5 milliards d'€ engagés sur 5 ans ; • Rattrapage du retard sur le numérique en santé : 1,4 milliard d'€ sur 3 ans (Source ministère de la Santé).

[45] Expression utilisée par le Général de Gaulle le 25 septembre 1963.

EHPAD et Établissements Médico Sociaux fait état de 27 139 décès en tout. Le nombre total de décès en milieu hospitalier est lui de 97 670 (+246 en 24h). 51 841 092 personnes sont totalement vaccinées contre le COVID-19 en France.

Le trafic aérien mondial s'est effondré depuis le début de la crise sanitaire et ne s'est pas relevé en 2021. Seuls 2,3 milliards de passagers ont emprunté la voie aérienne en 2021 contre 4,5 milliards en 2019, dernière année pleine avant l'arrivée du COVID-19. Le trafic aérien mondial a baissé de 60 % en 2020.

Lors de la première vague du printemps 2020, après un pic d'admissions, le 27 mars 2020 avec 3 634 hospitalisations, une baisse des entrées est observée d'avril à mi-juin 2020. Leur nombre a stagné avant de remonter lentement, à partir de fin juillet 2020. Une forte augmentation du nombre de patients s'est enclenchée ensuite début septembre 2020. Le rythme des entrées hospitalières a été toutefois plus lent que celui observé pendant la première vague, dans un contexte de mise en place progressive de restrictions sanitaires jusqu'au deuxième confinement fin octobre 2020. Le pic d'admissions pour la deuxième vague a eu lieu le 13 novembre 2020, avec 2 203 entrées en moyenne la semaine du 9 novembre. Le nombre de patients hospitalisés a commencé à baisser près d'une semaine après le début du deuxième confinement.

Se stabilisant en décembre 2020, il a enregistré une nouvelle hausse à partir de janvier 2021. En effet, l'arrivée des variants Britannique, sud-africain puis brésilien nettement prédominants a donné une nouvelle dynamique à la propagation du virus. Entre septembre 2020 et février 2021, 41 % des personnes hospitalisées sont âgées de plus de 80 ans. Elles représentent 17 % des patients en soins critiques et 64 %

des personnes décédées à l'hôpital. Ces proportions sont supérieures à celles de la première vague.

À l'été 2021, en Guadeloupe et Martinique, la situation hospitalière est si tendue qu'un confinement strict est appliqué depuis la mi-août. 9 200 patients sont hospitalisés pour cause de COVID-19. 1600 sont en réanimation au 16 août 2021 et plus de 2000 à début septembre.

Nous avons pensé que la crise sanitaire avait démarré sur un marché aux animaux vivants en Chine à Wuhan. À présent, un nombre croissant d'experts estiment probable qu'il a émergé accidentellement d'une imprudence commise à l'Institut de virologie (qui travaille sur les coronavirus) de Wuhan et que les autorités chinoises sont parvenues à le dissimuler[46]. Les experts virologues estiment comme très possible que ce virus ait été fabriqué dans ce laboratoire P4 chinois et financé par les Américains. Cette hypothèse est renforcée par le fait que nous ne retrouvons pas d'animal intermédiaire entre la chauve-souris et l'homme et que ce laboratoire travaille sur les coronavirus. En outre, il est possible également que ce virus ait été fabriqué pour en faire une arme biologique.

En avril 2023, l'Académie Nationale de Médecine penche pour une origine liée à un accident lors de manipulations du virus au sein du laboratoire P4 de Wuhan. Mais, plus le temps passe et plus il sera difficile de prouver qu'il s'agit d'un accident de laboratoire.

D'ailleurs, cinq instituts de recherche publics en France ont imposé un moratoire de 3 mois sur l'étude des prions — une classe de protéines infectieuses mal repliées qui provoquent des maladies cérébrales mortelles, car certains techniciens de

[46] La Chine a toujours caché le nombre de morts lié au COVID-19.

laboratoire auraient contracté la maladie de Creutzfeldt Jacob. Une enquête fut mise en place pour savoir si la patiente, qui travaillait dans un laboratoire géré par l'Institut national de recherche pour l'agriculture, l'alimentation et l'environnement (INRAE), a contracté la maladie sur son lieu de travail. En juin 2019, une employée du laboratoire de l'INRAE, nommée Émilie Jaumain, est décédée à l'âge de 33 ans, 10 ans après s'être piqué le pouce lors d'une expérience avec des souris infectées par des prions. Il ne fait aucun doute qu'elle a été infectée au travail, selon un article publié dans la revue *New England Journal of Medicine* (NEJM) en 2020[47].

L'hypothèse de la zoonose est jugée *« possible »* par l'OMS et demeure privilégiée par la communauté scientifique. Mais *« nous n'avons pas de faits scientifiques aujourd'hui qui permettent de démontrer les mécanismes de cette zoonose »*, ce qui fait que l'on ne peut écarter l'hypothèse d'une fuite venant du laboratoire P4 chinois. La Chine a brandi le secret médical pour les premiers patients concernés, afin d'écarter la requête. La Chine n'a pas envie de passer pour responsable d'une pandémie. En 2004, le virus responsable de l'épidémie de Sras s'était d'ailleurs échappé de l'Institut de virologie de Pékin, depuis son laboratoire P3. La vérité éclatera peut-être un jour au détour d'un prélèvement sur des chauves-souris.

En deux semaines, le nombre de premières doses injectées en France était presque divisé par deux. Alors, le Président Macron rendait la vaccination quasiment obligatoire via le PASS sanitaire, lors de son allocution du 12 juillet 2021. Le soir

---

[47] Elle s'est piqué le pouce gauche avec une pince incurvée lors du nettoyage d'un cryostat, une machine qui peut couper des tissus à très basse température — qu'elle a utilisé pour trancher des sections de cerveau de souris transgéniques infectées par une forme d'ESB adaptée aux moutons.

même, à 20 h 30, les prises de rendez-vous sur le site Doctolib se faisaient au rythme de 20 000 par minute. 900.000 Français ont pris leurs deux rendez-vous dans la soirée. L'on peut supposer que le Général de Gaulle aurait rendu la vaccination obligatoire très rapidement, tout comme l'a préconisé l'Académie Nationale de Médecine en son temps. Mais une obligation vaccinale aurait probablement été retoquée par le Conseil constitutionnel. Les antivaccins jugèrent cette décision comme liberticide et furent plus de 20 000 à manifester le 14 juillet 2021. Souvenons-nous que le port de la ceinture de sécurité fut rendu obligatoire depuis le 1er juillet 1973, à l'avant (et le 1er octobre 1990, à l'arrière). À l'époque, certains automobilistes disaient que la « ceinture tuait ». Un livre sorti en 1975 s'intitulait : « *La ceinture qui tue* ». L'auteur, Jérôme Spycket, était contre l'obligation de la ceinture de sécurité. « Il faut rendre à chacun la liberté de boucler ou non sa ceinture » disait-il. De l'après-guerre à nos jours, environ 700 000 personnes ont été tuées sur les routes de France. Le nombre de tués sur la route est passé de 18 000 en 1974 à 3 000 en 2021, certes pas uniquement en raison du port de la ceinture. Il y a eu les limitations de vitesse, l'apparition du SAMU[48], la mise en place des radars et un meilleur contrôle des voitures. L'éducation, la prévention et la répression ont également eu un rôle significatif.

Il fallait déjà envisager la 3e dose de vaccination pour les plus de 65 ans et les immunodéprimés, puis pour tout le monde pour avoir un PASS sanitaire valide, face à la baisse rapide du nombre

---

[48] Ce concept de « la médecine au pied de l'arbre » a été inventé en grande partie par le Pr Louis Lareng (1923-2019). Lire : « Au secours de la vie. La médecine d'urgence » de Xavier Emmanuelli et Julien Emmanuelli. Découvertes Galimmard. 1996.

d'anticorps suite aux deux premières doses. Ce nombre d'anticorps baisse par un facteur 3 après environ 4 mois après la seconde dose de vaccin. En outre, certaines personnes sont plus ou moins immunocompétentes[49].

Au XVIIe, la société était méfiante vis-à-vis de la vaccination contre la variole[50]. La Société Royale de médecine avait une position prudente, tant était vive la crainte de semer la contagion en inoculant des enfants. Après 58 ans de règne, Louis XV meurt de la variole (petite vérole) le 10 mai 1774. Ni les saignées ni les lavements n'ont pu le sauver. Dans les jours précédant son décès, son corps s'était couvert de pustules et de croûtes noires. Sa chair en putréfaction exhalait une odeur fétide dans tout le palais. À peine le souverain a-t-il rendu son dernier souffle que les courtisans s'enfuient de sa chambre pour gagner les appartements de Louis XVI et de Marie-Antoinette en criant : « Vive le roi ! ». La cour de France avait bénéficié d'une variolisation sauf Louis XV, dont les médecins étaient persuadés qu'il n'en avait pas besoin puisqu'il était censé avoir déjà eu la maladie en 1728. Louis XV refusa toute sa vie de se faire inoculer. Louis XVI, toujours passionné de science, décide en 1778 de se faire inoculer. On choisit une jeune blanchisseuse parisienne, de « mœurs irréprochables », pour prélever le pus nécessaire à la vaccination du roi, mais aussi de ses frères. Les Français douteront encore longtemps des bienfaits de la vaccination. Notamment les religieux, considérant le vaccin comme « contre-nature ». La vaccination contre la variole ne se répandra à grande échelle qu'au XIXe siècle. De nos jours, grâce

---

[49] L'immunocompétence est la capacité du corps à produire une réponse immunitaire normale après exposition à un antigène.

[50] La variole ou petite vérole était une maladie infectieuse d'origine virale, très contagieuse et épidémique, due à un poxvirus.

à la vaccination obligatoire, la variole a été éradiquée dans le monde. La variole est considérée comme éradiquée depuis 1977. C'est le premier exemple de maladie vaincue au terme d'un programme international de vaccination établi dans ce but. Le grand mérite d'Edouard Jenner (1749-1823), médecin anglais, est d'avoir pressenti que l'inoculation du cow-pox à l'homme a été le plus grand bien de l'humanité. Mais elle aura fait 1 milliard de morts.

Qui sont les anti vaccins ? Les études montraient que les « anti-vax » sont plutôt jeunes, l'acceptation de la vaccination augmente avec l'âge. Le visage de ces « anti-vax » épouse celui des électeurs des partis populistes. Le niveau de défiance envers les institutions politiques va de pair avec le niveau de défiance envers les institutions scientifiques. Fin juillet 2021, le mouvement des anti-vax commençait à se radicaliser. Il faut distinguer les anti PASS sanitaires, des anti vaccins. Notons qu'en 2021, environ 9 % des Français sont des « platistes » (personnes pensant que la terre est plate). Ils passent pour des idiots, ils le savent et ils passent outre, mais ils ne font de mal à personne. Il faut les différencier des idiots qui sont dangereux pour autrui.

Les arguments des « anti-vax » relèvent de l'erreur de raisonnement et/ou de l'ignorance scientifique. Ne pas savoir raisonner et être ignorant relève de la bêtise humaine. Le 17 juillet 2021, ils étaient plusieurs dizaines de milliers à travers la France (114 000, une minorité de Français), avec des cortèges plus importants à Paris, Marseille et Montpellier à défiler contre le « PASS sanitaire ». Certains slogans honteux indiquaient : « Non au PASS Nazitaire ». Beaucoup d'anti-vax[51] disent

---

[51] « Les "vrais" antivax, c'est-à-dire ceux qui refusent catégoriquement toute forme de vaccination et qui pensent que la vaccination est dangereuse pour la

comme Jean B qui manifestait : « *je n'ai pas confiance, on n'a pas assez de recul, tout a été fait trop vite* ». Pour autant, de plus en plus de Français étaient favorables à la vaccination. Il restait néanmoins dans notre pays un mouvement antivaccin qui était l'un des plus importants d'Europe. Une composante des « anti-vax » valide les théories du grand complot en portant l'étoile jaune. Tous les anti-vax sont des anti PASS, mais tous les anti PASS ne sont pas forcément des anti-vax. Fin août 2021, le nombre d'anti PASS diminuait légèrement, mais le mouvement se sectarisait. Certains médecins étaient également des anti-vax.

Le nombre de manifestants anti PASS Sanitaire était de plus de 215 000 personnes lors des manifestations du 14 août 2021 dans toute la France. À compter du 9 août, le PASS sanitaire fut rendu obligatoire pour entrer dans les lieux publics. À défaut, un test PCR de moins de 72 heures ou un certificat de rétablissement du COVID-19 est exigé. Le Président indiquait le 16 août qu'il ne ferait pas marche arrière sur le PASS sanitaire, déterminé à garder sa position. Soulignons que 90 % patients COVID soignés en soins critiques à l'été 2021 n'étaient pas vaccinés. L'objectif du chef du Gouvernement était d'atteindre 50 millions de Français primo vaccinés à la fin août 2021. Et ce pari fut gagné. La vaccination a évité de nombreux morts en France. Ce nombre de morts évitées sera à chiffrer correctement et à comparer aux autres pays. L'épidémiologiste Catherine Hill se voulait optimiste quant à la couverture vaccinale en France, assurant par là même que les anti-vax représentent une petite fraction de la population. La 4e vague (Antilles, Guadeloupe, Polynésie et PACA) fut une épidémie de non vaccinés.

---

santé, les études que nous avons réalisées indiquent qu'ils représentent entre 2 et 4 % de la population générale, soit entre 1,3 et 2,6 millions de Français ».

Les variants Alpha (ayant émergé au Royaume-Uni), Beta (ayant émergé en Afrique du Sud) Gamma (ayant émergé au Brésil), et Delta (ayant émergé en Inde) circulaient en France depuis le début de l'année 2021. Ce sont des variants qui ont émergé dans les pays qui ont laissé circuler librement le virus afin d'essayer d'avoir une immunité collective[52]. À ce titre, la vaccination est une pression de sélection Darwinienne pour limiter la réplication du virus. La vaccination doit être très rapide et massive pour jouer un rôle efficace, ce qui n'a pas été le cas en France. En outre, si nous n'aidons pas les pays en voie de développement en envoyant des vaccins, ce sont ces pays-là qui nous enverront plus tard d'autres variants du COVID-19. En effet, début janvier 2022, en Afrique, 85 % de la population n'avait pas encore reçu une seule dose de vaccin.

À la fin de l'année 2021, est apparue une 5éme vague due à une contamination par les variants Delta, puis Omicron, venus d'Afrique du sud. Plusieurs thèses s'opposaient quant à cette origine, qui n'était, dans tous les cas, pas une évolution du variant Alpha ou Delta. Selon le magazine *Science*, la première thèse indiquerait que le variant Omicron est venu d'une personne immunodéprimée. « Une jeune femme en Afrique du Sud atteinte d'une infection au VIH non contrôlée était porteuse du Sars-CoV-2 pendant plus de 6 mois ». Le variant Omicron (B.1.1.529) a été détecté pour la première fois le 9 novembre 2021 dans la province de Gauteng (Afrique du Sud),

---

[52] L'immunité collective correspond au pourcentage d'une population donnée qui est immunisée/protégée contre une infection à partir duquel un sujet infecté produit dans cette population va transmettre le pathogène à moins d'une personne en moyenne, amenant de fait l'épidémie à l'extinction, car le pathogène rencontre trop de sujets protégés. Cette immunité de groupe, ou collective peut être obtenue par l'infection naturelle ou par la vaccination (s'il existe un vaccin).

qui comprend les villes de Pretoria et Johannesburg. Il a été signalé officiellement à l'OMS le 24 novembre 2021. Il a ensuite été détecté chez des voyageurs en Belgique, à Hong Kong et au Botswana. À Noël 2021, le variant Omicron est devenu majoritaire dans le monde et en France, avec des taux d'incidence extrêmement importants et jamais connus : 1824/100 000 au 31/12/2021 avec un R0 de 1,2, en France. Le nombre de patients en réanimation était de 3 600 au 03/01/2022, très majoritairement des non vaccinés. Mais, face à la très grande augmentation, le taux d'incidence n'était plus le bon indicateur avec le variant Omicron. Il était préférable de compter le solde (entrées moins sorties) des patients en service de réanimation. Lors des premières vagues, les contaminés du jour étaient les hospitalisés du lendemain et les patients en réanimation du surlendemain. Face à la pénurie de personnels soignants, les Directeurs d'hôpitaux ont déclenché les Plans blancs afin de déprogrammer les interventions chirurgicales non-urgentes et afin de faire revenir les infirmières. Mais, était-ce vraiment en raison du COVID-19 ? Peut-être pas. Un certain nombre de patients hospitalisés lors de cette 5e vague le furent pour un diagnostic autre que celui lié au COVID-19.

Igor Bogdanoff est mort six jours après son frère jumeau, Grichka, tous deux âgés de 72 ans. Connus pour leur émission, Temps X, dans les années 1980 à 2000, les deux frères étaient hospitalisés depuis la mi-décembre à l'hôpital Georges-Pompidou. Grichka Bogdanoff a succombé à la maladie le 28 décembre 2021, alors que son frère était dans le coma. Igor Bogdanoff est décédé le 3 janvier 2022. Ils n'avaient pas voulu se faire vacciner car ils se pensaient « armés » naturellement contre le COVID-19. Les jumeaux se disaient « Anti Vax pour eux-mêmes », ce qui ne veut pas dire grand-chose sur un plan scientifique.

Face à la flambée de cas de patients infectés par Omicron[53], le Président décida, à juste titre, de faire voter par le Parlement la transformation du PASS sanitaire en PASS vaccinale pour augmenter la couverture vaccinale. L'étude du texte à l'Assemblée nationale fut arrêtée suite à un vote, dans la nuit du 2 au 3 janvier 2022 (faute de combattants dans la majorité) à minuit et grâce à un renfort dans l'opposition. La majorité pensait faire passer en force plus de 500 amendements dans la nuit (ce qui est matériellement impossible), ce qui est également un déni de démocratie avec un sujet aussi sérieux et sensible. Les débats ont repris à l'Assemblée nationale le 4 janvier 2022, avec une très grosse colère du Premier ministre Jean Castex, indiquant que « *les soignants, eux, ne s'arrêtaient pas de travailler à minuit* ». L'assemblée a finalement voté ce texte en première lecture le 6 janvier, pour une application au 15 janvier 2022[54]. Face à ce camouflet pour le gouvernement et face aux 271 686 cas de COVID-19 enregistrés en 24 heures, le Président n'a pas mâché ses mots le 4 janvier 2022, « *Moi, je ne suis pas pour emmerder les Français. Je peste toute la journée contre l'administration quand elle les bloque. Eh bien là, les non-vaccinés, j'ai très envie*[55] *de les emmerder. Et donc, on va continuer de le faire. C'est ça la stratégie* » a-t-il lancé, précisant que ces « *irresponsables* (de non vaccinés) *n'étaient plus des citoyens français* ». Rappelons

---

[53] Nous assistons à une divergence au sein des Sars-CoV-2, avec d'un côté ces variants virulents qui exploitent les voies respiratoires basses, comme Delta et, de l'autre, des variants moins virulents exploitant les voies respiratoires hautes, comme Omicron.

[54] À cette date, ce sont environ 500 000 à 700 000 PASS sanitaires qui seront désactivés. Parmi ces 500 000 à 700 000, il y en a un nombre conséquent qui a présenté une infection et qui n'a pas encore mis la preuve de leur infection dans leur système Tous Anti Covid. À la mi-janvier 2022, 98 % des plus de 65 ans vaccinés ont fait leur rappel.

[55] Comme si cela était le caprice d'un Prince.

que les terroristes du Bataclan à Paris en 2015 sont toujours des citoyens. La cour d'assises avait rendu un verdict après deux jours et demi de délibéré. Elle a retenu la culpabilité de l'ensemble des accusés et a condamné Salah Abdeslam à la réclusion criminelle incompressible. Soit, la plus lourde peine que prévoit le code pénal.

Cette phrase du Président Macron a provoqué de multiples réactions dans la classe politique. En réalité, le problème, c'est que Monsieur Macron était « en même temps » candidat non déclaré à la présidentielle et Président de tous les Français. On peut comprendre cette colère du candidat Macron, mais pas du Président. Alors, dérapage contrôlé ? Oui, probablement. Le Président souhaitait récupérer les votes des 90 % de Français vaccinés et replacer le débat politique sur la gestion du COVID-19 ; alors que l'extrême droite avait placé le débat sur le sujet de l'identité nationale à la mi-décembre 2021. À cette date, environ 5,1 millions de Français refusaient toujours de se faire vacciner. La majeure partie des patients admis en réanimation étaient des patients non vaccinés et les autres étaient des personnes vaccinées, mais immunodéprimées, des personnes âgées vaccinées, mais non-immunocompétentes ou des personnes fragiles avec diabète, obésité. Certains hommes/femmes politiques demandaient alors de ne pas prendre en charge ces patients non vaccinés en réanimation, voire de leur faire payer leur séjour en réanimation, ce qui serait économiquement logique, mais éthiquement non-raisonnable. Il convient également de se poser la question du système par répartition auquel les non vaccinés cotisent. Le Québec s'apprêtait à durcir les mesures contre ceux qui refusent le vaccin contre le COVID-19 en mettant en place une nouvelle taxe uniquement pour les non-vaccinés. Le gouvernement de la province francophone du Canada, durement frappée par la vague Omicron, souhaitait que cette *« contribution santé »* représente un *montant significatif »*[56].

Le président de la République aurait dû probablement rendre la vaccination obligatoire plutôt que de vouloir « emmerder les antivax ». Ainsi, ces derniers auraient été dans l'illégalité. Car disons-le, prendre la place d'un lit en réanimation, d'un patient vacciné qui a besoin de ce lit, c'est d'abord de l'immoralité. C'est une nuisance à la santé d'autrui. Un certain nombre d'antivax ne veulent pas de vaccination pour garder leur liberté. D'autres ont peur que l'ARNm du vaccin parte dans le noyau cellulaire. Cela est impossible. N'oublions pas qu'il s'agit d'un virus à ARN et cet ARN vient se multiplier dans le cytoplasme des personnes infectées. Des virus, comme les virus à ADN et les rétrovirus (comme le VIH), peuvent s'intégrer dans le génome, mais on n'a jamais vu cela avec d'autres coronavirus ni avec d'autres virus à ARN, comme le Sars-CoV-2. L'intégration de l'information génétique des virus dans le génome humain est déjà arrivée dans l'évolution, même si c'est très rare. Les antivax radicaux, ceux qui ne croient pas dans le vaccin sont relativement peu nombreux. Face au nombre de patients infectés, nous pouvons nous demander si le nombre de personnes vaccinées n'est pas surestimé par les tutelles. Ce qui est fort probable, c'est que la vaccin protège des formes graves du COVID-19, mais il n'empêche pas de contracter ou de transmettre le virus. En outre, la durée de l'immunité ne dépasse pas 6 mois/1 an[57]. Après tout, le vaccin contre la grippe ne fait pas mieux. Peut-

---

[56] Selon le Premier ministre québécois, François Legault, les 10 % de Québécois qui n'ont reçu à ce jour aucune dose de vaccin ne doivent pas *« nuire »* aux 90 % qui se sont fait vacciner. *« Ce n'est pas à l'ensemble des Québécois de payer »*.

[57] Les Israéliens communiquent peu les études scientifiques suite à la 4e dose de vaccin contre le COVID-19.

être que des vaccins à ARNm auront d'autres cibles que la protéine spike à l'avenir. Pfizer préparait alors un vaccin à ARNm contre le variant Omicron.

Pour cette 5e vague bicéphale, le Gouvernement Castex souhaitait lutter contre le variant Delta (les patients en réanimation sont affectés par ce variant) et « laisser filer » le variant Omicron (beaucoup moins sévère que Delta) pour avoir une sorte d'immunité collective. Bref, un jeu d'équilibriste.

D'ailleurs, le protocole imposé en catastrophe, le dimanche soir pour le lundi matin, aux écoles par M. Blanquer (alors qu'il était en vacances à Ibiza) ministre de l'Éducation nationale, à la rentrée des classes, devenait totalement ingérable en ce qui concerne les tests PCR et antigéniques. Il fut allégé le 7 janvier 2022. Il eut fallu que le protocole ne changeât pas trois fois par semaine. Face au nombre de tests[58], la plateforme SIDEP fut engorgée et les résultats étaient rendus beaucoup trop tardivement pour pouvoir être efficaces. Avec ce protocole « casse-tête »[59], Monsieur Blanquer souhaitait maintenir ouvertes le plus grand nombre de classes d'école. Les pharmacies étaient prises d'assaut pour faire des tests, avec parfois 3 heures

---

[58] Selon Les Échos, sur la seule semaine de Noël 2021, sept millions de tests ont été réalisés, dont 1,55 million le 23 décembre, du jamais vu. Depuis le début de l'épidémie en France, en mars 2020, ce sont 200 millions de tests gratuits qui ont été réalisés. Et heureusement pour le Gouvernement, le prix de ces examens a baissé entre 2020 et 2021, permettant de limiter la facture. En effet, le test est passé de 61 euros en décembre 2020 à 36 euros en décembre 2021. L'an dernier, la ruée sur les tests de décembre, avec 9,5 millions de personnes ayant réalisé un antigénique ou un PCR, avait ainsi coûté 580 millions d'euros à l'État.

[59] « La politique, c'est l'art de chercher les problèmes, de les trouver, de les sous-évaluer et ensuite d'appliquer de manière inadéquate les mauvais remèdes » Groucho Marx.

d'attente. Face à la montée de la colère des enseignants et le préavis de grève nationale pour le 13 janvier 2022, M. Castex fut obligé de simplifier[60] le protocole des tests. Bien qu'étant le « bon élève de classe », M. Blanquer fut alors dans la tourmente. Aussi, face aux appels à la démission, le porte-parole du gouvernement, Gabriel Attal, assurait le mercredi 12 janvier 2022 que l'exécutif était » très en soutien « de son ministre Jean-Michel Blanquer, on a vu la suite... Face à cet épisode du Ibizagate révélé par le journal Médiapart, cela incita à nouveau l'opposition à demander sa démission. Un conseiller de l'Élysée indique : « *Sur le plan du droit et des règles, le ministre n'a commis aucune erreur, poursuit un conseiller gouvernemental. Mais sur le plan de l'exemplarité, on n'est clairement pas dans les clous.* ». Et M. Blanquer de dire le 18 janvier 2022 : « *Il y a, je le reconnais, une symbolique. Il se trouve que le lieu que j'ai choisi, j'aurais dû en choisir sans doute un autre... La symbolique, je la regrette, mais pour le reste, depuis deux ans, nous tenons la politique de l'école ouverte, c'est l'essentiel* ». Il fallait sauver le soldat Blanquer « quoi qu'il en coûte ».

L'état a dépensé 1 milliard d'euros en tests PCR en décembre 2021. Cela n'a pas empêché de connaître des pics à 500 000 cas le 25 janvier 2022. Et encore, l'on pense que c'est peut-être le double. Le résultat n'est pas à la hauteur indiquait le Pr Eric Caumes en janvier 2022. En effet, en début d'année 2022, on estime que 10 % des Français ont eu le variant Omicron au mois de janvier. Désormais, face au nombre de cas, le « tester/tracer/isoler » n'avait plus aucun sens. Ces « triades »,

[60] Jean Castex a annoncé une modification du protocole présenté à la veille de la rentrée scolaire par M. Blanquer : trois simples autotests pour les cas contacts à l'école suffisent dorénavant, contre un test PCR ou antigénique puis deux autotests.

reprises par les publicitaires sont une nouvelle façon d'embrouiller le message des politiques. Et au cours de cette pandémie, nous avons bien des triades de la part du gouvernement.

Les ARS recrutaient encore pour faire le contact tracing. Mais à quoi bon ? En outre, un sous-lignage du variant Omicron, qui semble être beaucoup plus contagieux que le sous-lignage BA.1 circulait à bas bruit en France au mois de janvier 2022. Mais il faut noter que les analyses de séquençage ont un retard en France sur la réalité épidémique, ce qui signifie qu'on ne connaît pas le taux de BA.2 chez les personnes testées positives au jour le jour.

Certains médecins modérés, comme le Pr Éric Caumes de l'AP-HP, commençaient à dire, que compte tenu de la très probable faible dangerosité du variant Omicron, il convenait de se poser la question du bienfondé de ce PASS vaccinal. En effet, beaucoup de patients vaccinés avec deux doses, ayant contracté Omicron, n'avaient plus besoin de la 3e dose de rappel. Désormais, il aurait été beaucoup plus logique de faire une sérologie avant l'injection de la 3e dose. Il serait plus logique d'avoir un PASS sérologique. Quant à une éventuelle 4e dose, il faudra réellement se poser la question d'un PASS sérologique (test Elisa moins cher qu'une PCR) car beaucoup de personnes ont des niveaux très (trop) élevés d'anticorps. Le taux d'anticorps a bien failli intégré le PASS sanitaire, mais « Il n'existait pas encore de données permettant de définir des corrélats de protection, c'est-à-dire l'existence d'un niveau de protection par rapport à un taux d'anticorps mesuré », justifiait la Haute autorité de santé (HAS) dans un avis rendu le 23 juin. Et donc pour la HAS, « les résultats des tests sérologiques ne permettent pas de statuer sur une protection conférée, que ce soit sur le niveau de la protection ou sur sa durée dans le temps ». Alors que la plupart des pays menaient une campagne de vaccination de la troisième dose, le Premier ministre israélien, Naftali Bennett, a annoncé le dimanche 2 janvier 2022, que tous les Israéliens de plus de 60 ans, mais également le personnel médical pouvait désormais recevoir une 4e dose de vaccin, au minimum 4 mois après leur 3e dose, afin de faire face à la propagation du variant Omicron dans le pays. Certains pays européens ont imposé une vaccination obligatoire, c'est le cas de l'Italie. Notons que l'Académie Nationale de médecine ne se faisait plus entendre depuis la fin de l'année 2021 au sujet de la 3e dose et d'une probable 4e dose, qu'elle jugeait probablement inutile sans sérologie préalable[61]. Début 2022, un certain nombre de biologistes moléculaires très réputés mondialement estiment que de multiples rappels contre le COVID-19 favoriseront l'apparition de mutations nombreuses de la protéine Spike. L'EMA (Agence Européenne du Médicament) et l'OMS estimaient qu'il était illusoire de croire que l'on pourra combattre la pandémie à doses de « boosters » de plus en plus rapprochées. Cela pourrait affaiblir également le système immunitaire. Sans compter que personne ne parlait de l'immunité cellulaire.

En effet, l'immunité cellulaire fait intervenir les lymphocytes T (CD4 et CD8). Le rôle de la réponse immunitaire dans l'infection par le coronavirus responsable du COVID-19 reste au cœur de nombreuses interrogations. Certaines études[62] montrent que la réactivité des lymphocytes T semble

---

[61] C'est comme si la police multipliait les contrôle radars sans se soucier de savoir si les conducteurs ont leur permis de conduire.

[62] C.R. Moderbacher et coll. Antigen-specific adaptive immunity to SARS-CoV-2 in acute COVID-19 and associations with age and disease severity. *Cell* (2020).

déterminante pour l'évolution de la maladie. D'elles, dépends principalement la mise en œuvre, l'adaptation et le niveau de tous les mécanismes spécifiques qui agissent pour éliminer le virus. Si la mise en œuvre de la réponse est tardive, son adaptation et son niveau insuffisants, le virus ne sera pas éliminé et pourra occasionner des dégâts importants. Des auteurs considèrent que la perte d'efficacité de cette réponse cellulaire qui accompagne le vieillissement pourrait expliquer la fréquente gravité de la COVID-19 chez les personnes âgées.

En France, l'opposition politique et les anti Vax indiquaient que l'on se trouve désormais face à des contradictions. En effet, les hôpitaux ont écarté les médecins anti Vax (testés négatif en PCR) et font désormais appel aux médecins COVID+ asymptomatiques dans les services de réanimation. La France a raté la séquence de la 3e dose. Pourquoi depuis fin 2021 et en 2022 n'entendons-nous plus parler du Pr Alain Fischer, le Monsieur vaccin du gouvernement ? À la mi-janvier 2022, l'OMS se voulait optimiste sur la sortie de la pandémie pour la partie européenne avec cette sorte d'immunité collective du variant Omicron. « *Nous pouvons mettre fin à la phase aiguë de la pandémie cette année - nous pouvons mettre fin au COVID-19 en tant qu'urgence sanitaire mondiale* », le niveau d'alerte le plus élevé de l'OMS, a déclaré son directeur général Tedros Adhanom Ghebreyesus le 24 janvier 2022. Cette déclaration fut prématurée.

2.

Décembre 2022. Face à la 9e (ou 8e) vague de COVID-19

De la « drôle de guerre » à la « sale guerre » aux portes de l'Europe.

Le 24 février 2022, le monde est surpris par l'attaque militaire de la Russie contre l'Ukraine. Tous les Etats majors militaires pensaient que les troupes russes allaient rester positionnées à la frontière Ukrainienne pendant des mois sans envahir ce territoire. Cette invasion avait, en fait, débuté en 2014, lors de la prise de la Crimée et la création de deux territoires séparatistes pro-russes : Louhansk et Donetsk. C'est ainsi, que les États-Unis ont « remis en selle » l'OTAN, dont le Président Macron avait indiqué en son temps qu'elle « était en état de mort cérébrale » en renforçant l'alliance atlantique avec deux nouveaux membres potentiels : la Suède et la Finlande. Très rapidement, l'on s'aperçoit que les soldats russes ont beaucoup de mal sur le terrain en plein hiver. En effet, l'on voit que l'armée Russe est mal préparée, il n'y a pas d'objectifs prioritaires. Poutine a probablement sous-estimé la résistance ukrainienne et l'aide qu'elle allait recevoir de la part de l'Occident. En outre, Poutine a commis une erreur sur l'appréciation des réactions de l'Union européenne et de l'OTAN en ce qui concerne la rapidité, le volume et l'efficacité de l'aide militaire. Il semble que la stratégie Russe se concentre alors rapidement sur le Donbass (territoire russophone et russophile). Les combats se poursuivent, les missiles sont tirés de toutes parts. En octobre 2022, les forces russes se retirent de la rive droite du fleuve Dniepr dans la région ukrainienne de Kherson. Dès l'invasion Russe en février 2022, les Français se préparaient à accueillir chez eux des « réfugiés » ukrainiens en grand nombre. Pourquoi l'UE, l'OTAN et les USA n'ont-ils pas du tout bougé en 2015 lors de la guerre en Syrie ? Nous nous souvenons de ces centaines d'enfants syriens (avec de la mousse qui sortait de la bouche) gazés par les Russes. Probablement parce que les Ukrainiens, sont chrétiens comme les Européens (de l'Union européenne) alors que les Syriens sont en majorité musulmans. Probablement aussi, car la guerre est à 2h d'avion de Paris et nous en prenons douloureusement conscience.

Il devenait clair que Poutine voulait, pour compenser « l'humiliation » de la disparition de l'URSS, reconstituer un empire russe, l'Eurasie avec Moscou comme capitale. « En *20 ans, comme un fin stratège, Poutine développa l'armée russe pour en faire la deuxième armée du monde, (avec des éléments qui défient même l'armée américaine) sans se soucier profondément du développement économique de la Russie, fondé principalement sur ses matières premières et non sur sa recherche ou des industries de pointe. L'Ukraine appartient à ces pays qui ont la chance d'être un "pont" entre deux cultures : la russe et l'occidentale. Au XXI*ème *siècle, c'est une chance. Mais en France notamment, depuis trente ans, beaucoup de politiques (y compris un ancien Premier ministre) ainsi que les "élites parisiennes" ne voulaient pas le voir, pour eux l'Ukraine, c'était la Russie. Il était littéralement très difficile de se référer à l'histoire ou de vouloir clarifier l'enjeu que cela représentait pour Poutine* » (Amiral François Dupont. 2022).

Mais les sanctions économiques contre la Russie sont d'abord des sanctions contre nous-mêmes. Le premier vainqueur de cette guerre sera d'abord probablement les États-Unis.

Cette guerre aux portes de l'Europe, avec les menaces nucléaires de Poutine, avait mis en sommeil la crise du COVID -19.

En décembre 2022, Poutine combat les Ukrainiens par le froid hivernal et les coupures d'énergie. Mais, l'opinion publique en Russie était, semble-t-il, en train de tourner en défaveur de Vladimir Poutine alors que les Moscovites envahissent les rues pour dénoncer la guerre en Ukraine, qui dure depuis plus de neuf mois maintenant. Notons toutefois, que l'Ukraine était connue pour avoir des dirigeants corrompus avec à leur tête un ancien clown médiatique, jadis oligarque qui a détourné des fonds dans des paradis fiscaux.

Mais, revenons quelques mois en arrière.

3.

Un nouveau Président, un nouveau Gouvernement

L'élection présidentielle française de 2022 a eu lieu les 10 et 24 avril 2022 afin d'élire le président pour un mandat de cinq ans. M. Macron a obtenu 58,55 % des suffrages contre Mme Le Pen. Le premier tour des législatives du 12 juin 2022 fut marqué par une abstention record de 52,5 %, et par une quasi-égalité entre la NUPES et « Ensemble ». Le second tour du 19 juin 2022 fut marqué par une abstention de 53,8 %. « Ensemble » reste la principale force de l'Assemblée nationale avec 245 sièges, mais perd largement sa majorité absolue. Le jeu des alliances entre partis commençait et l'usage du 49.3 se dessinait à l'horizon.

Le Président allait devoir s'entourer d'un(e) Premier(e) ministre. Après de multiples concertations, discussions et refus au château, le Président nomma Elisabeth Borne Première ministre le 16 mai 2022. La composition du gouvernement fut annoncée le 20 mai 2022.

Le 31 mai 2022, le Président, et l'éphémère ministre Françoise Bourguignon[63], chargent M. François Braun (Le Dr Braun était chef du service des urgences au CHR de Metz-Thionville et connu pour être le Président du syndicat SAMU-Urgences de France depuis 2014) d'une « mission flash »[64] sur les urgences et les soins non programmés. L'urgentiste remet une version non-définitive de son rapport le 30 juin 2022. Après une analyse de la situation basée sur les remontées des professionnels et les constats de l'assurance maladie et du ministère, et un bilan d'étape de l'application sur le terrain des mesures du pacte de refondation des urgences (2019), la mission propose 41 recommandations pour l'été qui ont vocation à s'appliquer à l'ensemble des professionnels de santé ainsi qu'aux établissements publics et privés. Dans l'urgence et face à la crise majeure de l'hôpital, Madame Borne retient d'emblée toutes les mesures proposées dans le rapport Braun. Aussi, le 4 juillet 2022, le Dr François Braun est nommé ministre de la Santé et de la Prévention dans le gouvernement Élisabeth Borne.

François Braun est alors un ministre très discret (invisible dit-il, lui-même, comme le ministre Béchu), ses prises de paroles sont comptées. En effet, l'hôpital public est très malade, mais

[63] En mai 2022, elle est nommée ministre de la Santé et de la Prévention, dans le gouvernement Élisabeth Borne. Le 19 juin 2022, elle est battue aux élections législatives et quitte le gouvernement le 4 juillet 2022. Damien Abad est alors nommé ministre des Solidarités, de l'Autonomie et des Personnes handicapées dans le gouvernement Élisabeth Borne. À la suite de plusieurs accusations de viol après sa nomination, il est démis de sa fonction de ministre à l'occasion du remaniement du gouvernement post-législatives.

[64] Pour cette mission, le Docteur François Braun s'est entouré du Professeur Karim Tazarourte, urgentiste, Président de la Société Française de Médecine d'Urgence, du Docteur Antoine Leveneur, médecin généraliste, Président de la CN-URPS, du Docteur Delphine Tortiget, médecin généraliste et de Thomas Deroche, Directeur général de l'ARS Normandie.

pas uniquement de ses urgences. La crise est ancienne et systémique. La survie de l'hôpital ne passera pas en améliorant uniquement le système des urgences. L'on sent bien que le ministre Braun est contraint d'utiliser les éléments de langage du Gouvernement. Vous vous souvenez : « *Nous sommes prêts ; Nous sommes prêts* » répété par tous les ministres en mars 2020 avec l'arrivée du COVID-19.

Les Français se demandent pourquoi il faut mettre un médecin au ministère de la Santé. C'est un peu : « *Vous n'avez pas aimé Agnès Buzyn, on va vous mettre Olivier Veran. Vous n'avez pas aimé Olivier Véran, on va vous mettre François Braun* ». Alors, dans ce cas, pourquoi ne met-on pas un agriculteur au Ministère de l'Agriculture et un industriel aux PME ? Il faut choisir un politique, un vrai, qui a de la vision, de l'épaisseur politique, de la hauteur, du courage et des valeurs (mais cette notion a disparu en politique).

L'été 2022 a été le plus chaud jamais enregistré en Europe, selon le programme européen Copernicus. Les températures[65] moyennes ont été « les plus élevées, à la fois pour le mois d'août et l'été entier ». La sécheresse et les incendies dans de nombreuses régions d'Europe ont affecté la société et la nature de diverses façons. En tout, plus de 40 000 hectares ont brûlé cette année en France selon le gouvernement, surtout en Gironde où s'est rendue Elisabeth Borne avec son ministre de l'intérieur, M. Darmanin. Le ministre François Braun multipliait les messages d'alerte au cours de l'été pour ne pas

[65] L'un des effets les plus scientifiquement vérifiés du changement climatique est que les vagues de chaleur vont se multiplier, s'allonger et s'intensifier. Une canicule se définit par au moins deux critères : des températures anormalement élevées et des nuits chaudes qui empêchent le corps de se refroidir, pendant plusieurs jours.

encombrer les systèmes d'urgences. « Nous ferons face » répétait-il, comme pour se rassurer lui-même. À l'été 2022, le directeur de l'OMS Europe indiquait : « *Je déplore que les pays de l'Union européenne baissent la garde actuellement. Ils ont levé toutes les restrictions, il n'y a plus rien. Il y a des recommandations de mettre un masque si on prend un train mais, il n'y a plus d'obligation à rien* ». En effet, les Français sont en vacances, et c'est bien. La guerre en Ukraine avec l'inflation entame grandement leur moral. Les prix de l'alimentation augmentent fortement (+ 12 % en janvier 2023). Le prix à la pompe de l'essence flambe. Où toutes ces augmentations vont-elles s'arrêter ? Alors le gouvernement multiplie les aides, les chèques. Le « quoi qu'il en coûte » continue sous une autre forme et aussi pour l'hôpital public. Mais, le « quoi qu'il en coûte », ça coûte... Les gestes barrières sont déjà loin. Mais, le ministre de l'Économie, Bruno Le Maire, est là pour nous « rassurer ». En effet, en mars 2022, il avait promis que, grâce aux « trains » (il faut dire « Paquet de mesures », ça fait mieux.) de mesures et d'embargos européens, nous allions mettre à genoux l'économie Russe... On attend toujours.

En juillet 2022, le Président du Conseil scientifique, le Pr Jean-François Delfraissy a des « regrets » dans la gestion de la pandémie qui n'est « pas terminée ». Il regrette l'absence de concertation avec les citoyens dans la gestion de la crise COVID-19. « *L'ouverture des EHPAD a été complexe, variable d'un établissement à un autre* », provoquant « *des syndromes de glissement* » chez des patients qui se sont laissés mourir faute de pouvoir voir leurs proches, précise le Pr Delfraissy qui allait quitter ses fonctions de Président de ce conseil scientifique. « *On aurait pu, sur les écoles, sur les personnes âgées, s'appuyer sur l'avis des citoyens. Mais le politique n'a pas souhaité le faire* » au niveau national dit-il encore. Le conseil scientifique fut bientôt remplacé par le COVARS[66]. L'instance indépendante fut instituée par le décret n° 2022-1099 du 30 juillet 2022 et a débuté ses premiers travaux le jeudi 29 septembre 2022. Exit le conseil scientifique qui avait du plomb dans l'aile. Désormais, il faut travailler « *aux enjeux d'anticipation et de prévention des crises sanitaires et de leurs conséquences sur la population* » dit le ministre de la Santé. C'est le rôle du COVARS, nouveau comité de veille et d'anticipation des risques sanitaires. Le ministre Braun, tweet : « *Alors que le monde se transforme vite, nous prenons une longueur d'avance en lançant le COVARS. Une nouvelle arme pour protéger chaque pilier de notre santé face aux crises d'aujourd'hui et de demain* ». Pourquoi un énième comité alors que l'expertise nécessaire existe déjà au sein de l'administration et des multiples agences qui ne se coordonnent pas. Souvenez-vous, le NARRATIF est censé faire l'action !

Soyez sans crainte, après la $n^{ième}$ vague de COVID-19, le COVARS sera remplacé par un autre comité Théodule (Cf. le Général de Gaulle) beaucoup plus agile, performant, efficient, bienveillant et surtout RÉSILIENT, le truc à la mode... Soyez sans crainte, en cas de « boulette », les membres du COVARS seront tous virés et le ministre dédouané. Si les ministres de la Santé ne savent pas prendre de décision, sans avoir obtenu l'avis des scientifiques, autant qu'il leur laisse la place. Citons à nouveau de Gaulle : « *Les traités,* disons les comités Théodule, *voyez-vous, sont comme les jeunes filles et les roses : ça dure ce que ça dure...* » (De Gaulle. 2 juillet 1963).

---

[66] Placé auprès de la ministre de l'Enseignement supérieur et de la Recherche et du ministre de la Santé et de la Prévention, ce comité pérenne, transparent et indépendant exerce un rôle d'expertise et de conseil indépendant dans l'objectif d'éclairer les décisions des pouvoirs publics.

Le 10 septembre 2022, Agnès Buzyn, ex-ministre de la Santé est mise en examen pour « mise en danger de la vie d'autrui »[67] par les magistrats de la Cour de justice de la République (CJR), qui enquête sur la gestion de l'épidémie de COVID-19. À son arrivée à la CJR, Mme Buzyn déclare : « *Aujourd'hui, c'est une excellente opportunité pour moi de m'expliquer et de rétablir la vérité des faits. Je ne laisserai pas salir l'action du gouvernement, mon action en tant que ministre, alors que nous avons fait tant pour préparer notre pays à une crise sanitaire mondiale, qui, je le rappelle, dure encore* ». L'ex Premier ministre Edouard Philippe est placé sous le statut de témoin assisté[68] par la CJR, statut beaucoup plus favorable. Alors, Mme Buzyn assure avoir alerté dès l'apparition du virus en Chine, sans avoir été entendue. « *Bien sûr, c'est facile de dire après » j'avais tout vu ». Ce qui est certain, c'est que j'avais un pressentiment, et tout le monde me disait que j'étais folle* ». « *Non seulement, j'avais vu, prévenu, mais je n'avais pas l'impression d'être entendue* », indique-t-elle, quand à la mi-janvier 2020, elle tient informés le président et le Premier ministre des progrès de l'épidémie, d'abord en Chine puis en France. « *J'ai été, de très loin en Europe, la ministre la plus alerte. Mais tout le monde s'en foutait* » insiste-t-elle. En janvier 2022, la commission des requêtes de la CJR a classé sans suite 19 685 plaintes contre Jean Castex, Olivier Véran, Jean-Michel Blanquer ou Jean-Baptiste Djebbari. Au total, 16 plaintes ont été déclarées recevables et font l'objet de l'information judiciaire. Plusieurs perquisitions avaient été menées en octobre 2020,

---

[67] Le COVID-19 a causé plus de 115 000 morts en France.

[68] L'ancien Premier ministre est soupçonné de ne pas avoir pris des mesures de protection en faveur du personnel soignant et des travailleurs exposés, ni d'avoir anticipé l'épidémie malgré les alertes. Il doit également s'expliquer sur le maintien du premier tour des élections municipales le 15 mars 2020 alors que les contaminations s'intensifiaient.

notamment aux domiciles et bureaux d'Olivier Véran, d'Edouard Philippe, d'Agnès Buzyn et de l'ex-membre du gouvernement Sibeth Ndiaye.

En septembre 2022, Olivier Véran, devenu porte-parole du gouvernement, fait paraître un livre au terme duquel il exprime quelques regrets : « *Une partie de l'opinion nous a reproché d'avoir sciemment menti sur les masques, pour cacher la pénurie*, se rappelle Olivier Véran, qui assure : *Ce n'est pas le cas. La vérité, c'est que, sur les masques, nous nous sommes trompés, ni plus ni moins. Nous, l'OMS et les autorités sanitaires internationales. De bonne foi, certes, mais nous nous sommes trompés... Je porte la responsabilité de toutes les décisions prises, adaptées ou non, et je saisis ici l'occasion de vous présenter mes excuses pour cette incroyable erreur d'appréciation* », écrit-il. Les réserves de masques chirurgicaux et FFP2 étaient passées de presque 2 milliards d'unités en 2009 à 100 millions à la veille de la crise sanitaire.

Au 31 mai 2022, il y avait 6,9 millions de décès et 17,2 millions de décès estimés dus au COVID-19.

4.

La situation au mois de décembre 2022

Les services de pédiatrie connaissent une situation compliquée depuis des années, cela s'est renforcé depuis l'été 2022. Les enfants sont transférés dans d'autres hôpitaux pour soulager ceux qui sont en tension. Le 22 octobre 2022, plus de 7000 soignants en pédiatrie ont adressé une lettre ouverte à Emmanuel Macron pour l'alerter de la saturation des services hospitaliers liée à l'épidémie de bronchiolite, mais aussi au manque de moyens et de personnel. Afin de faire face aux problèmes des services pédiatriques, François Braun a débloqué une enveloppe de 150 puis de 450 millions d'euros. Il a précisé que ce montant engloberait une enveloppe de 150 millions d'euros pour soutenir « les services en tension » de l'hôpital. Il a annoncé le doublement de la rémunération des heures de nuit pour « l'ensemble des personnels de l'hôpital » jusqu'au 31 mars, afin de « reconnaître l'engagement des professionnels » et « la pénibilité du travail de nuit ». Tous les soignants qui travaillent dans des services de soins critiques pourront bénéficier de la « prime de soins critiques » mise en place pendant le COVID-19. Certains professionnels de santé en étaient exclus comme les puéricultrices. L'octroi de cette prime à ces professionnelles des services pédiatriques était l'une des revendications portées par les responsables des services de réanimation pédiatriques.

Le ministre de la Santé entendait lancer les « Assises de la pédiatrie et de la santé de l'enfant » qui donneront lieu à un grand rendez-vous national, qui sera organisé au printemps, au cours duquel la feuille de route pluriannuelle de transformation du secteur sera présentée. La Pr Christèle Gras Le Guen, chef du service de pédiatrie générale et des urgences pédiatriques au CHU de Nantes et présidente de la Société française de Pédiatrie, ainsi qu'Adrien Taquet, ancien Secrétaire d'État chargé de l'Enfance et des Familles ont été chargés de coordonner les travaux préparatoires aux Assises. Ils ont débuté dans cette fonction dès le 7 décembre 2022. Le ministre Braun lance les assises de la pédiatrie pour une « refondation en profondeur » de la spécialité alors que le chef de l'État souhaite un Conseil National de la Refondation (CNR). Cela n'est pas sans rappeler le Conseil National de la Résistance de 1943. Souvenez-vous le poids des mots en politique.

Le quoi qu'il en coûte continue. Mais jusqu'à quand ? Faut-il nécessairement des enveloppes budgétaires pour résoudre les problèmes ? La réponse est NON. Il faut d'abord restructurer en profondeur et éventuellement accompagner par des mesures budgétaires. L'état français a 3000 milliards de dettes. Qu'allons-nous laisser à nos enfants ? Peu importe, « après moi le déluge ».

La France est le deuxième pays le plus touché, avec 171 000 morts derrière l'Italie. Les soignants non vaccinés (dont on arrive pas à connaître le nombre exact) ne sont pas réintégrés dans les hôpitaux[69]. Le gouvernement s'oppose toujours à la réintégration des personnels suspendus pour cause de non-vaccination, dont le nombre précis est inconnu. Le ministre de la santé attend la décision scientifique de la HAS, ne souhaitant pas se désavouer sur le sujet. « Dans un avis publié ce jeudi, la HAS estime qu'il n'est plus justifié d'obliger les professionnels de santé à se faire vacciner contre le coronavirus. Ces recommandations s'imposent au gouvernement : le ministre de la Santé va mener des concertations sur l'application de cette décision » (Libération avril 2023). François Braun a beaucoup hésité à réintégrer à l'hôpital ces soignants non vaccinés. Finalement, les soignants non vaccinés furent réintégrés en mai 2023, prouvant une fois de plus l'incapacité à gérer sur le long terme.

Fin novembre 2022, le COVID-19 a provoqué plus de 6,6 millions de morts. Début décembre 2022, le taux d'incidence est de 570, soit + 31 % en 7 jours, le taux de positivité est de 29 % et le R0 est de 1,3. Il y a 55 000 nouveaux cas par jour. Alors, le ministre François Braun, prend de plus en plus la parole sur les plateaux télé, il multiplie les déplacements dans les territoires (la province, souvenez-vous), comme pour nous préparer à remettre le masque. D'ailleurs, le 4 décembre 2022, il indique « Mon bras ne tremblera pas s'il faut décider l'obligation » du port du masque. Mais, l'épidémie de COVID-19 continue d'avancer dans l'Hexagone, dans un contexte déjà marqué par la progression de la grippe et de la bronchiolite.

[69] Le président de la FHF, Arnaud Robinet, estimait à 4 000, dont environ 500 infirmiers, le nombre de professionnels suspendus sur un total de 1,2 million d'agents. Le Ministre Braun estime à 1050 le nombre d'infirmiers non vaccinés à rapporter au total de 637 000. Mais, il reste toujours flou. « Ce n'est pas avec la réintégration de ces personnes que l'on résoudra le problème de l'hôpital » dit-il.

Alors, le gouvernement s'interroge sur le rétablissement du masque obligatoire, dans les transports en commun. L'ancien médecin urgentiste a donc lancé un « *appel solennel à la vaccination* ». Brigitte Autra, la Présidente du COVARS, appelle aussi à « *renforcer le port du masque, tout comme les gestes barrières* ». Le Pr Jérôme Salomon, Directeur Général de la Santé, a toujours disparu des écrans radars. Le Président Macron veut-il le punir en le laissant à son poste pour mieux l'humilier ? Possible. Le 17 avril 2023, M. Jérôme Salomon fut promu n° 2 de l'OMS à Genève, comme Madame Buzyn. Alors, existerait-il un « circuit » à l'OMS pour « recaser » nos hauts fonctionnaires de la santé ? Il occupera le poste de sous-directeur général pour la couverture sanitaire universelle et les maladies transmissibles et non-transmissibles. Le Pr Jérôme Salomon avait déjà alerté dès 2016 sur les crises majeures à venir. Alors, a-t-il toujours été écouté ?

La campagne de vaccination est au point mort. D'ailleurs, est-ce un vaccin ? Certes, non. En 2 ans, le site PubMed compte plus de 33 000 articles scientifiques sur les « vaccins » contre le COVID-19. Autant dire qu'il n'y a aucun consensus. Le nombre d'effets secondaires majeurs n'a fait l'objet d'aucun recensement sérieux en France. L'on peut dire qu'il s'agit d'une substance, un ARNm, qui provoque la production d'anticorps, voués à quasiment disparaître au bout de 3 à 6 mois, soit 4 à 6 demi-vies des IgG. Un peu comme une injection d'anticorps destinée à remplacer les IgG absentes. Il n'y a donc pas d'effet durable. Le « vaccin » n'a plus la côte. Toutes les personnes vaccinées, ou presque, ont eu le COVID-19, certes avec une forme légère.

Depuis le mois de novembre 2022 et la flambée des coûts de l'énergie, le chef de l'État a indiqué aux Français qu'il convenait d'être sobre et de ne plus être « insouciant ». Sympa pour les « personnes en situation de précarité énergétique »[70]...

Élisabeth Borne a officiellement présenté le plan de « sobriété énergétique » pour éviter toute coupure d'électricité cet hiver. Il convient de limiter le chauffage à 19 degrés dans les appartements et les bureaux. Bruno Le Maire montre l'exemple en mettant un col roulé. Avec le COVID-19, nous devions « tester-tracer-isoler » maintenant, il faut économiser l'énergie alors le gouvernement réinvente une triade, le : « Je baisse, j'éteins, je décale ». Retour des triades... Ce slogan infantilisant rappelle la fameuse « chasse aux gaspi » des années 80. Vous vous souvenez, « en France, on n'a pas de pétrole, mais on a des idées »... Seulement, à l'époque du choc pétrolier de 1973, le Premier ministre Pierre Messmer (1916-2007) annonçait la construction de 13 centrales nucléaires en 2 ans, pour assurer au pays une certaine indépendance vis-à-vis des variations du prix du pétrole. Le projet de la centrale « super phénix » fut abandonné en 1997 pour faire plaisir aux écologistes.

Le 5 décembre 2022, le gouvernement prépare l'opinion à des coupures de courant en 2023, pardon, des « délestages ciblés ». Nous payons très cher les accords entre M. François Hollande et les écologistes. Lors de l'arrêt définitif de Fessenheim[71], Madame Borne avait déclaré : « *Nous vivons un*

---

[70] Terme inventé par le Gouvernement Français.

[71] La fermeture du site de Fessenheim, annoncée par François Hollande, avait été confirmée par Emmanuel Macron lors de la campagne pour l'élection présidentielle de 2017. « Elle s'inscrit dans l'objectif de la France de faire baisser à 50 % la part du nucléaire dans sa production d'électricité en 2035, qui implique au total la fermeture de 14 réacteurs d'ici là, dont six à huit avant 2030 (en incluant les deux réacteurs de Fessenheim) ». Le Président Macron a revu ses objectifs entre-temps.

moment historique ! ». Et bien, oui, c'était la « grande bascule ». Pas simple d'être ministre de la « transition écologique » en 2022 et de vendre l'éolien. Mme Pannier Runacher indiquait aux Français : « *Nous ne dépendrons plus du gaz Russe, nous dépendrons de la météo et du ciel...* ». Et pendant ce temps, M. Bayrou, « Haut-commissaire au plan », lui qui doit planifier l'avenir, a disparu des écrans radars depuis le début de son mandat. Début 2023, nous trouvons difficilement de l'Augmentin et du Paracétamol dans les pharmacies.

Le plan « de coupures d'énergie » prévoit la fermeture d'écoles. Autrefois, on envoyait les élèves dans les écoles pour qu'ils aient chaud. Mieux vaut chauffer une classe avec 25 élèves que 25 maisons individuelles. Début décembre, c'est un cafouillage total au niveau gouvernemental, au point que le porte-parole d'Enedis, Laurent Meric indique : « *Les personnes sous respirateur artificiel à domicile sont non prioritaires et éventuellement délestables* ». Cela met le Chef de l'État dans une colère noire alors qu'il se trouve à l'étranger. Mais, au niveau énergétique, le pire n'est peut-être pas pour l'hiver 2023, mais pour les 10 prochaines années. Les politiques ont fait de mauvais choix, par manque de vision et de stratégie, comme pour le système de santé, car les politiques sont intéressés principalement par... Eux-mêmes, par leur carrière politique et non par l'intérêt commun. Le Président Macron a un entourage de « courtisans » qui ne lui fait pas remonter ce que pense le citoyen « lambda ». Le citoyen a juste envie que sa sécurité soit assurée, que la justice soit rendue rapidement, que ses enfants soient instruits à l'école, qu'il puisse se faire soigner et qu'il puisse vivre décemment du fruit de son labeur. Le reste ne l'intéresse guère.

Notre système de santé a besoin d'une refonte en profondeur et non d'injections d'argent inconsidérées par des politiques peu soucieux des deniers publics (nos impôts). Il faut arrêter les mesurettes qui prouvent ce manque de courage politique. Cette crise du COVID-19 nous apprend que les personnes en charge de la gestion quotidienne de notre réponse à la pandémie ont été dépassées, malgré toutes les agences en charge du sujet.

Les ARS ont montré toute leur faiblesse. Nous devrions être en train de planifier, de construire, d'anticiper au lieu de tenir en boucle des éléments de langage, des slogans vieillots. Car cette pandémie n'est probablement pas la dernière avec l'arrivée de nouveaux virus provenant d'animaux (zoonose) ou de laboratoires. C'est une occasion rêvée pour remettre nos pendules à l'heure.

Car nous avons constaté les difficultés des tests de masse, du « contact tracing » et de l'observance du port du masquage. Toutefois, notons que la mise au point d'un « vaccin » et des antiviraux contre COVID-19 a été très rapide. En outre, les médecins se sont très rapidement organisés au niveau de la prise en charge des patients en soins critiques lors des premières vagues. L'origine de ce virus est toujours controversée, zoonose ou incident de laboratoire. L'avenir nous l'apprendra... Peut-être.

En janvier 2023, la Chine qui jusque-là imposait la politique « zéro Covid » avec un confinement strict depuis le début de la pandémie, a relâché totalement sa politique. Arrêt des gestes barrières, fin des confinements. Le nombre de cas se multipliait et la Chine ne donnait aucun renseignement sur le nombre de morts.

En outre, l'OMS a tardé dans ses réponses d'alerte mondiale et les états ont manqué de coordination entre eux dans les réponses. En France, la parole de l'État a été rudement mise à mal par les multiples mensonges (masques, tests, etc.) des politiques. Le « en même temps » du Président a montré ses limites et ses failles lors de cette crise sanitaire. Le « en même temps » a tout cassé à tous les niveaux. Au début de la pandémie, le ministère de l'Intérieur, qui sait gérer les crises, a été écarté d'un revers de main par la ministre de la Santé, Madame Buzyn. Pourquoi ?

La pandémie COVID-19, la pire depuis un siècle, a bouleversé nos vies. Les pratiques médicales ont été chamboulées et la vie de la population générale a subi de très grandes transformations. Le télétravail fait désormais partie du quotidien des Français. Cela a pour conséquence une crise de l'immobilier des bureaux. Cette crise sanitaire laisse des cicatrices profondes dans les économies et les sociétés du monde entier. La gestion de cette crise a montré des points forts, nous sommes désormais capables de produire des vaccins beaucoup plus rapidement qu'auparavant, mais également beaucoup de points faibles (gestion des EHPAD et scolarité des enfants). Nous avons constaté une totale impréparation dans la distribution de ces vaccins et un manque de coordination entre les états pour leur distribution. Il eut fallu s'inspirer de sociétés comme Amazon. Le gouvernement français a commis de très graves erreurs de communication (mensonges, éléments de langage appris par cœur par les ministres, immodestie) provoquant la méfiance et une infantilisation de la population.

L'État a donné l'impression d'une gestion au jour le jour, voire d'une totale improvisation. Il est vrai que la situation était inédite pour tout le monde et que nous avons appris en marchant.

Le 6 janvier 2023, lors d'une visite au Centre hospitalier sud francilien de Corbeil-Essonnes, le Chef de l'État a annoncé de nombreuses mesures, privilégiant « une approche plus organisationnelle que financière ». Face au système hospitalier à bout de souffle, pour ne pas dire moribond, le Président a prescrit une ordonnance, mais une vieille ordonnance qui rappelle celle du Pr Agnès BUZYN avec « Ma santé 2022 » qui voulait réduire les « inégalités sociales et territoriales » (élément de langage qui tourne en boucle au sein des ARS depuis 2016). Pour autant, ces inégalités n'ont jamais été aussi criantes depuis 6 ans. La plupart des mesures annoncées pour « *sortir de ce jour de crise sans fin* » rappellent celles que le Président Macron avait déjà mises en place ces dernières années pour répondre aux multiples crises qui traversent le système de santé. L'exécutif proposait notamment de recruter 6 000 Infirmières de Pratique Avancée (IPA) pour dégager du temps médical. C'est bien, mais cela va demander trop de temps et arrive trop tard. En outre, il faudra faire attention que ces IPA ne soient pas des « médecins bis » ou des officiers de santé. Cela permettra de « *redonner du sens* » au métier, selon le ministre de la Santé. Il faut « *faire descendre l'administration dans les étages* » précise encore Dr François Braun. Révision des 35 heures, de la permanence des soins (PDS) et arrêt de la T2A (mise en place par M. Jean Castex alors Directeur de la DHOS). Pourtant, ces annonces sont toujours hospitalo-centrées, rien sur les ESPIC (anciens PSPH) ou sur le privé. Rien sur la prévention, la médecine du travail, la réforme voire la transformation nécessaire et urgente des ARS, la médecine de ville et encore moins sur une refonte des multiples agences qui ne servent plus à rien.

L'ancien Secrétaire Général de la CGT, Henri Krazuki (1924-2003) aurait dit avec son célèbre petit sourire : « encore une solution de replâtrage ». C'est aussi un formidable aveu d'échec pour le Ségur de la santé avec ses milliards d'euros injectés inutilement.

Mi-janvier 2023, on ne parle plus du tout du COVID-19, mais uniquement de la réforme des retraites qui avait été abandonnée en raison du COVID-19. Celle-ci fut adoptée en Conseil des ministres le 23 janvier 2023. Ainsi, l'âge de départ est reporté de 62 à 64 ans et les régimes spéciaux vont être progressivement supprimés. Le gouvernement qui a montré peu de pédagogie sur cette réforme (une des promesses de campagne pour le second quinquennat du candidat Macron) est inflexible sur cet âge de départ.

Il semble que le moment de cette réforme soit très mal choisi (inflation, guerre en Ukraine, tensions politiques internationales, etc.). En outre, peut-être que le recul de l'âge n'est pas la bonne solution. Après tout, le Président avait proposé une retraite « à point » avant la pandémie.

La réforme des retraites fut adoptée avec le fameux 49,3 par manque de majorité. En effet, le groupe LR qui prônait la retraite à 65 ans n'a pas souhaité d'un départ à 64 ans. La Première ministre Elisabeth Borne fut contrainte d'engager la responsabilité de son Gouvernement. Cela entraîna de nombreuses manifestations dans les rues. Ces difficultés sociétales et politiques que nous connaissons sont, pour partie, directement la conséquence des deux années d'épidémie que nous avons traversées. Lors de la pandémie, le gouvernement a confiné et fait des chèques à tout-va. Désormais, il faut travailler plus et c'est la fin de l'argent magique. Le gouvernement a fait une erreur de timing, de stratégie, de méthodologie et d'exercice du pouvoir (Dominique Strauss Kahn avril 2023). On voit bien que le Président Macron avait un « pistolet sur la tempe ». Probablement l'Allemagne, sans l'aide de laquelle notre économie s'effondrerait. Mais aussi, de l'Union européenne qui a dû demander des réformes en contrepartie des aides accordées.

Le Président aurait dû le dire clairement aux Français. C'était ça aussi la pédagogie. Les « sages » du Conseil constitutionnel ont approuvé 30 articles sur 36 le vendredi 14 avril 2023 et le Président Macron a promulgué la loi dans la nuit du 14 au 15 avril 2023.

Mais au-delà d'une crise politique, nous connaissons également une crise de la gouvernance avec un pouvoir hyper-concentré, trop vertical, technocratique et déconnecté. C'est une crise liée à l'absence de résultats de l'action publique et ceci depuis de trop longues années, et aussi une crise de l'autorité. Que dire d'une ministre qui pose à la une du magazine Playboy en pleine crise sociale ? Et d'un Président qui accorde un entretien à Pif Gadget ?

Tous les jours, nous voyons que la France se délite sous nos yeux : santé, justice, sécurité, enseignement, environnement, etc. Toutes les crises sont simultanées. Crise économique, financière, écologique, du système de santé, politique, de la parole publique.

Le gouvernement n'a pas de stratégie à long terme pour atteindre ses objectifs mal définis. Les politiques n'ont plus de vision et les jeunes se réfugient dans les extrêmes. Nous sommes au bout de ce système. On ne peut gouverner très longtemps avec des amateurs, sans la moindre épaisseur politique, à quelques rares exceptions près. D'ailleurs, Madame Borne n'a-t-elle pas dit qu'elle avait « un gouvernement de débiles » ?

Alors, les politiques aiment-ils encore la France ? « *Le patriotisme, c'est aimer son pays. Le nationalisme, c'est détester celui des autres* » (Charles de Gaulle).

L'Amiral François Dupont (décédé en 2022), était un brillant stratège militaire qui fut le premier commandant du sous-marin « Le Triomphant ». Il disait qu'à bord d'un sous-marin, le chef, c'est la mission, bien avant le Commandant. « *Le Commandant n'est là que pour assurer une autorité bien comprise et bien vécue au service de la mission et de chacun et non pas à son propre service... !* ». Cela devrait être transposable pour un président de la République, l'ensemble de ses ministres et tous les hauts fonctionnaires.

La remarque apocryphe attribuée à Bossuet « Dieu se rit des hommes qui se plaignent des conséquences alors qu'ils en chérissent les causes » s'applique donc particulièrement bien à la politique de santé actuelle pour laquelle il faut certes des idées, mais aussi du courage. Jusqu'ici, ils ont manqué avec l'essentiel peut-être : celui de donner une âme, un esprit, une fierté à tous ceux qui consacrent leur vie professionnelle à soigner les autres avec humanité, grâce aux extraordinaires outils de la médecine contemporaine (Jean de Kervasdoué. 5 Janvier 2023).

5.

La gestion du COVID-19 : Une intéressante et coûteuse leçon : ce qu'elle nous a appris du fonctionnement de l'État en général, du ministère de la Santé, de la DGS, des ARS, des hôpitaux, de l'expertise (ou du manque de…), de l'opinion, des médias

Cette crise nous montre d'abord la défiance des Français à l'égard de la parole et de l'autorité publique, entamée avant la pandémie et bien avant le quinquennat du président de la République. D'ailleurs, les Français estiment que l'amélioration de la situation dès avril 2021 était due d'abord aux citoyens, ensuite aux scientifiques, puis au gouvernement et enfin aux élus locaux. Les Français estiment que le gouvernement ne « rassure pas », car selon eux, il n'est « pas clair » et « ne sait pas où il va ».

Il faudra se souvenir que le temps politique est court et que le temps scientifique est plus long. Et si en période de crise, les scientifiques disaient, « je ne sais pas » ce qui serait honnête, ils seraient médiatiquement débordés par des gens qui en savent moins qu'eux, mais plus sûrs d'eux[72]. Les gens parlent au-delà

[72] Propos d'Etienne Klein.

de ce qu'ils savent avec une assurance qui est proportionnelle à leur incompétence. Comme le précise Etienne Klein, Professeur en philosophie des sciences et chercheur au CEA, la recherche consiste à répondre à des questions dont on ne connaît pas les réponses. « *Donc, la science est ambivalente, car elle a à voir avec la vérité qu'elle prétend découvrir et avec le doute. Pendant cette crise du COVID-19, on a demandé à la science de se mettre sous la coupe de l'opinion* » (Etienne Klein), comme pour le sujet de l'Hydroxychloroquine, au moment où nous ne connaissions pas la réponse. Un rapport commandé par l'Elysée indiquait que « *La confiance a été ébranlée (...) par les polémiques sur les masques et, dans une moindre mesure, sur les tests. Les discours officiels sur les masques (...) ont été très évolutifs et sont apparus contradictoires au point d'être perçus par une partie de la population comme mensongers* ».

Dans le même temps, cette crise nous a montrés l'agilité des entreprises françaises y compris avec ces « Stop and go » multiples. Remarquez que nous parlons de plus en plus de ce fameux « plafond de verre »[73], en politique et en santé publique avec la vaccination. Comme si nous étions incapables de franchir certaines limites, nous avons des « freins invisibles ». C'est aussi pour cela que tout le monde compte sur « l'innovation » pour esquiver ces freins invisibles, comme si l'innovation allait tout résoudre d'un seul coup. Mais l'innovation ne se décrète pas ; il est vrai qu'elle fait rêver. Face au plafond de verre de la vaccination, le gouvernement inventa le concept ultra théorique de « l'aller vers » (encore un élément de langage, représenté par les vaccibus), et des effets « désirables »

[73] Le plafond de verre est une expression américaine datant de la fin des années 70. Il désigne les « *freins invisibles* » à la promotion des femmes dans les structures hiérarchiques.

du vaccin, relayés dans la fameuse « comitologie » invraisemblable des ARS.

Ce concept s'essouffla rapidement à partir de la fin de l'été 2021 et ne marcha pas, pour ainsi dire. La campagne vaccinale s'essoufflait.

Cette crise du COVID-19 nous a montré que les ARS sont totalement inadaptées à la gestion de l'urgence et de la crise. M. Jean de Kervasdoué (professeur émérite au Conservatoire national des arts et métiers) précise, à juste titre, que depuis le début de la pandémie de COVID-19, l'administration n'a rien demandé à environ un tiers des fonctionnaires des ARS qui sont donc… restés confinés chez eux. Nous avons constaté cette incapacité à gérer des crises lors de l'incendie de l'usine Lubrizol et des entrepôts de Normandie Logistique à Rouen qui eut lieu le 26 septembre 2019. Lubrizol est une usine de produits chimiques classée Seveso seuil haut « *à haut risque* ». Au 4 octobre 2019, l'ARS de Normandie a informé qu'à cette date, 224 personnes s'étaient présentées aux urgences hospitalières pour une pathologie « en lien » avec l'incendie. Aucun mort ne fut à déplorer. À la suite de l'incendie, aucun suivi sanitaire n'a été mis en place malgré l'exposition des habitants aux produits chimiques et la contamination de l'environnement.

Depuis, cette catastrophe, avons-nous réfléchi à :

- Définir les conséquences de l'incendie sur la santé, l'environnement et l'économie du territoire à long terme. Que sont devenus les échantillons (eau/air/sol) prélevés par le service « santé environnement » de l'ARS de Normandie ? Perdus ? Probablement.

- Évaluer la réglementation des sites Seveso et des sites industriels adjacents et leur respect par les acteurs.

▪ Réfléchir à la définition d'une politique de « culture du risque ».

▪ Penser la modernisation des moyens d'information de la population en cas d'incident industriel pour que chacun puisse savoir ce qu'il se passe.

La réponse est probablement non[74] même si en juillet 2020, un rapport gouvernemental tirant les leçons du retour d'expérience fut publié[75].

Les ARS ont pour mission d'assurer, à l'échelon régional, le pilotage d'ensemble du système de santé, via un Projet Régional de Santé (PRS). En général, les PRS de seconde génération avaient pour objectifs :

▪ Améliorer l'état de santé de la population ;

▪ Lutter contre les inégalités sociales et territoriales de santé ;

▪ Favoriser l'accès à la prévention, aux soins et à l'accompagnement médico-social ;

▪ Améliorer l'organisation des parcours de santé en favorisant la coordination et la coopération des acteurs de l'offre sanitaire, sociale et médico-sociale ;

▪ Préparer le système de santé à la gestion des situations sanitaires exceptionnelles ;

---

[74] Mme Gardel, DG ARS de Normandie a quitté l'ARS (nommée IGAS) et a été remplacée par M. Thomas Deroche, ex Dircab adjoint de M. Olivier Véran.

[75] Retour d'expérience après l'incendie d'un site industriel à Rouen en septembre 2019. Analyse et propositions sur la gestion de la crise. Mai 2020.

- Renforcer la pertinence, la qualité, la sécurité, la continuité et l'efficience des prises en charge et des accompagnements ;
- Garantir le respect et la promotion des droits des usagers.

Les ARS sont responsables de la sécurité sanitaire, des actions de prévention et promotion de la santé (PPS), de l'organisation de l'offre de soins (DOS) en fonction des besoins de la population, y compris dans les structures d'accueil des personnes âgées et/ou handicapées (PA-PH). Elle se doit de garantir une approche cohérente et efficace des politiques de santé menées sur le territoire et favorise une plus grande fluidité du parcours de santé, pour répondre aux besoins des populations. Pour autant, les ARS ont des problèmes sérieux dans :

– L'obligation de rendre compte (les décisions sont conformes à des objectifs précis.).

– La transparence même si les ARS ont des Contrats Pluriannuels d'Objectifs et de Moyens ARS/État.

– L'efficience et l'efficacité (production de qualité du service rendu).

– La réceptivité (prise en compte de l'évolution des besoins de territoire).

– La prospective (anticipation des problématiques par la connaissance).

– La gestion et l'exploitation des indicateurs trop nombreux dont elle ne sait quoi faire.

– La réactivité. Le Dossier Médical Partagé (DMP) est l'Arlésienne depuis 20 ans.

– Notons que les médecins de santé publique des ARS et les médecins inspecteurs, ne sont pas des « cherchants » encore moins des médecins de première ligne sur le terrain. Ce qui explique la déconnexion totale de ces « médecins Excel » sortis de l'EHESP de Rennes par rapport au terrain et les *quiproquos* entre ces 3 catégories de médecins.

Lors de l'élaboration de leurs PRS de seconde génération (PRS2) les ARS ont toutes essayé de travailler de manière matricielle, par pathologie, par population (enfants, personnes âgées, personnes handicapées, par secteur (ville, hôpital, médico-social) et par territoires (GHT, départements, Territoires de démocratie sanitaire) sans y arriver réellement, aboutissant à la rédaction de PRS2 qui furent de véritables « usines à gaz » avec une multitude d'objectifs complexes et inatteignables.

Au 31 décembre 2019, quelques semaines avant le début de la pandémie de COVID-19, la France comptait 5 433 lits de réanimation selon la DREES (Direction de la recherche, des études, de l'évaluation et des statistiques). Lors de la première vague de COVID-19, beaucoup de lits furent armés en lits de soins critiques. Des lits de soins continus furent « upgradés », provisoirement (avec autorisation temporaire des ARS), en lits de réanimation. Les soins critiques dont on parle comprennent la Réanimation médicale, la Réanimation post chirurgicale, les Unités de Surveillance Continue Polyvalente (USC) et Unité de Soins Intensifs de Spécialités (USI) cardio, neuro, néphro, pneumo. Selon une étude de l'OCDE publiée en juin 2020 et mentionnée dans le rapport, la France présente un taux d'équipement en lits de soins critiques de 16,3 pour 100 000 habitants, contre 33,9 pour l'Allemagne. Il faudra réfléchir au capacitaire du nombre de lits critiques pour l'avenir. En effet, les hôpitaux allemands ont un fonctionnement proche de celui d'une entreprise privée. La réactivité est immédiate, et l'autonomie des hôpitaux permet d'adapter l'offre à la demande. En France, le fonctionnement étatique et bureaucratique de notre système de soins ne répond qu'à des questions budgétaires : c'est la gestion publique de la pénurie. D'ailleurs, le privé est même snobé en pleine crise, indique le rapport de la Cour des comptes. Lors de la construction d'un nouvel hôpital, il faut bien réfléchir à son évolutivité[76], en particulier le capacitaire[77], et tenir compte des possibles pandémies à venir. Beaucoup de lits ont été fermés[78] depuis de nombreuses années en raison, entre autres, de la mise en place de la chirurgie ambulatoire (un patient opéré pour une prothèse de hanche restait 15 jours à l'hôpital. De nos jours, il reste une journée.), du regroupement des cliniques et/ou des hôpitaux. En médecine, on ne fait bien que ce que l'on fait souvent, et il est fini le temps du village « autour de son petit hôpital, avec sa petite maternité ». Alors, oui, il fallait fermer certains lits, car

---

[76] Le Ségur de la santé prévoit de permettre l'ouverture ou la réouverture de 4000 lits dans les structures de médecine en fonction des besoins à travers la mise en place de lits « à la demande », permettant aux établissements de s'adapter à la suractivité saisonnière ou épidémique. — Prévoir pour les projets de fermeture de lits un schéma de réouverture de lit « à la demande » en cas de besoin.

[77] Des établissements de santé de référence (ESR) ont été identifiés pour prendre en charge le risque épidémiologie et biologique (REB). Ils sont actuellement au nombre d'une dizaine, en fonction des zones de défense en France, avec une évolution prochaine vers la création d'ESR régionaux, dont quelques-uns seront nationaux pour les agents infectieux à plus haut risque (agents infectieux de niveau 3 ou 4). Les CHU disposent également de service de maladies infectieuses et tropicales (SMIT).

[78] En général, lorsqu'une ARS souhaite fermer un hôpital, elle commence par s'attaquer à sa maternité et au tableau de garde des gynécologues-obstétriciens et des anesthésistes. Quand les tableaux de garde ne sont pas complets, alors on ferme, faute de combattants. Et ainsi, ce n'est pas de la faute du DG ARS..

nous avions trop de lits en France. En 2020, déjà, 5 800 lits avaient été fermés selon un rapport de la DREES. Ainsi, depuis 2013, près de 27 000 lits d'hospitalisation ont été fermés (soit une baisse de 6,5 % en l'espace de sept ans). Des lits sont également fermés actuellement faute de personnels médicaux et paramédicaux. Remarquons que les décrets de périnatalité de 1997 ont été très structurants et le paysage sanitaire, entraînant la fermeture de nombreux lits d'obstétrique à juste titre d'ailleurs, pour faire des plateaux plus grands.

En effet, ce décret de périnatalité avait pour objectif de graduer les maternités en niveaux (1, 2 (avec néonatologie), 3 avec réanimation néonatale et maternelle) afin d'améliorer la sécurité des naissances[79]. Et ce fut le cas. Le paysage sanitaire de certaines régions comme, dans les Pays de la Loire, a été fortement et bien restructuré par ces décrets de périnatologie et par la volonté du Directeur de l'ARH de l'époque, M. Benoit Péricard. La seule solution est de réduire le nombre de plateaux techniques, donc de maternités, tout en développant des Centres Périnataux de Proximité (CPP). Il conviendrait de revoir les seuils des décrets de périnatologie de 1997 et de n'autoriser que des maternités réalisant plus de 1000 accouchements/an. Cette idée fut proposée par un groupe d'experts avec le Pr Yves Ville en lien avec l'Académie Nationale

[79] Entre 1996 et 2016, une maternité sur trois a fermé. Parallèlement, le nombre des établissements dépassant 3000 accouchements par an a triplé. Le nombre de maternités en France est ainsi passé de 1747 maternités en 1972, à 1128 en 1981, 816 en 1995, 535 en 2010 et 517 en 2016. On observe depuis quelques années un net ralentissement des fermetures. Cette évolution n'est, en effet, pas propre à notre pays. Elle a touché toutes les grandes nations européennes : en 2010, 69 % des accouchements en Irlande et 51 % en Suède ont eu lieu dans des maternités de plus 3000 accouchements par an, contre 48 % en France.

de Médecine. En juin 2022, nous étions un groupe de quatre à le proposer au conseiller santé du Président Macron et au conseiller santé de Mme Borne, lors d'une réunion à Matigon. En effet, la mortalité infantile augmente en France depuis 2012 (Lancet Reg Health Eur, 2022 Mar 1 ; 16:100339) alors que cette mortalité infantile continue à baisser en Suède, et dans de nombreux pays. Cet excès de mortalité est dû en grande partie à un excès de mortalité néonatale. Cet excès de mortalité néonatale s'associe à un excès de mortinatalité et la France prend un retard notable. Il faut redessiner l'offre de soins en diminuant le nombre de plateaux techniques et en augmentant le capacitaire de ces plateaux techniques.

Il y a eu des expérimentations en France et cela se fait déjà à l'étranger avec succès. Mais les politiques sont-ils prêts à l'entendre ? Il est vrai que cela demandera beaucoup de courage politique, mais c'est pourtant la seule solution, car on ne fait bien que ce que l'on fait souvent.

Cela réduira le nombre de gardes et d'astreintes, des pédiatres, des gynécologues-obstétriciens et des anesthésistes-réanimateurs.

Les sages-femmes, ni infirmières ni puéricultrices, revendiquent, à tort, de faire une 6e année pour faire une thèse de doctorat et peut-être plus tard un internat. De plus, cela va créer une « année blanche » en 2028. En réalité, elles veulent être appelées « Docteur » comme les médecins, mais dans ce cas, il faut faire médecine. Nous verrons ce sujet plus loin avec la réforme du 1er cycle des études médicales. Il est vrai qu'elles exercent un magnifique métier et font un travail remarquable. Dans de nombreuses structures, ce sont elles qui font « tourner » les maternités. Mais désormais, beaucoup partent en libéral pour faire des échographies (souvent de bonnes qualités), pour gagner mieux leur vie et ne pas avoir de garde afin de privilégier leur vie de famille.

Enfin, rappelons-nous que la grippe espagnole[80] (virus H1N1) fut responsable de 20 à 50 millions de morts dans le monde et d'une très grande crise économique qui suivit et donc de la montée du fascisme dans le monde. La peur de l'étranger, l'antisémitisme ne datent pas d'hier. Les grandes pestes médiévales étaient attribuées aux Juifs. En réalité, les virus ne font qu'emprunter les grandes routes du commerce, les moyens de transports. Beaucoup d'habitants considéraient que le virus venait de l'étranger. Et du coup, le parti qui était fondé sur la dénonciation de l'étranger, c'était le parti nazi[81]. Marine Le Pen avait demandé au Président de fermer les frontières de la France dès le début de la première vague de COVID-19.

Ce que le COVID-19 a révélé, aux États-Unis, en Europe et ailleurs, c'est la dépendance à la Chine, dans des domaines-clés comme celui de la santé (en 2020, la Chine a exporté plus de 200 milliards de masques chirurgicaux). Le Haut-commissaire au Plan, M. François Bayrou, avait annoncé la reconquête de la souveraineté économique dans certains secteurs comme celui de la santé. Or, nous n'entendons plus du tout parler de lui depuis des mois, voire des années, alors que nous devrions le voir et l'entendre « tous les jours ». Mais le gouvernement ne planifie plus. Il fait du vol à vue. À travers le Plan « France 2030 », le Président voulait réindustrialiser la France. Mais est-ce un programme de campagne ? Cette évolution ne mettra pas un

---

80 Bien que les premiers cas connus soient apparus aux États-Unis, on lui a attribué le nom de « grippe espagnole » car l'Espagne (non impliquée dans la Première Guerre mondiale) fut le seul pays à publier librement les informations relatives à cette épidémie.

81 Etude de la Federal Reserve Bank de New York

terme à la mondialisation, au « multilatéralisme ». On a vu aussi combien les technologies numériques s'étaient révélées déterminantes pour maintenir un niveau d'activité minimum lors de cette pandémie. Nous avons constaté l'échec cuisant du « contact tracing » mis en place par le gouvernement en France.

« Pendant cette crise, les pharmaciens ont assuré la continuité des soins, en renouvelant les traitements des patients chroniques, les ordonnances d'hypnotiques, d'anxiolytiques. Ils ont distribué des masques aux professionnels de santé (médecins, infirmières, sages-femmes, dentistes, kinésithérapeutes), fabriqué des produits hydroalcooliques et surtout ils ont été en première ligne pour conseiller, rassurer, aider les patients au quotidien »[82]. Cela a évité que les patients n'interrompent leur prise en charge faute de prescriptions. Grâce à l'évolution temporaire de la législation permise par l'état d'urgence, ces renouvellements ont pu être effectués, et cela, en lien avec les médecins, qui partagent avec les pharmaciens la volonté de maintenir la continuité des soins. Le vrai point de bascule a été au moment de la vaccination contre le COVID-19. Les pharmaciens ont démontré leur capacité à se mobiliser grâce à un maillage d'officines efficace.

On peut penser que le Gouvernement aurait pu les mobiliser plus tôt et plus massivement.

Lors de ces confinements successifs, les jeunes écoliers, qui selon le Pr Jean Pierre Changeux[83], ont une « fenêtre de tir » cognitive pour apprendre à lire et à compter en CP, furent confinés. Cette pandémie fut également l'occasion pour le

---

[82] Thomas Michallet. Le rôle du pharmacien d'officine pendant la crise de la Covid-19 : bilan et premiers enseignements. Mémoire 2021. Université Grenoble-Alpes. UFR de Pharmacie.

[83] Jean-Pierre Changeux. L'homme neuronal. 1983.

gouvernement de faire disparaître les épreuves du BAC, remplacées par du contrôle continu et un grand oral. Le niveau des élèves de terminale (qui ont obtenu le BAC à l'été 2021, qui plus est lié à la réforme du BAC), est assez faible. Avec un chômage de masse et le sujet pressant du climat, ces jeunes ne croient plus en l'avenir. Michel Onfray dit à juste titre, que nous sommes en train de fabriquer des illettrés. En effet, on demandera bientôt aux enfants de 8 ans de faire du codage binaire à l'École. Inutile pour ces enfants de construire un raisonnement et une pensée. Il faudra penser avec des 0 et des 1. Cela est-il délibéré de la part de nos politiques ? À croire que oui, cela fait partie de la déconstruction idéologique.

La crise sanitaire en lien avec l'épidémie de COVID-19 a eu un impact sur la santé mentale des Français. L'enquête CoviPrev menée de façon répétée par Santé Publique France, depuis le mois de mars 2020, atteste d'une dégradation de la santé mentale de la population et en particulier des jeunes. En effet, ils reçoivent les informations de plein fouet sans pouvoir les analyser finement. Le taux d'anxiété des Français est passé de 13,5 % en 2017 à 26,7 % fin mars 2020. Si ce taux a baissé, il reste néanmoins élevé à la fin novembre, avoisinant les 18,5 %. Outre l'étude menée pour Santé Publique France, une hausse de consommation d'anxiolytiques a été notée au cours de l'année 2020, selon le rapport d'Epi-phare. Plus de 1,1 million de traitements supplémentaires ont été délivrés en 6 mois par rapport à une période dite « ordinaire ». Le pic est surtout observé au début des confinements. La proportion de jeunes de 18-24 ans avec des symptômes dépressifs était deux fois plus élevée en moyenne durant la pandémie (20 %) qu'avant la pandémie (10 %).

La pandémie a perturbé les soins de santé primaires, les dépistages et le traitement du cancer, la continuité des soins chez les personnes atteintes de maladies chroniques et les chirurgies non-urgentes.

Nous avons vu le poids des mots lors de cette pandémie, avec les expressions toutes faites et des mots « imposés » contenant une pensée idéologique toute construite, prête à l'emploi. Or, plus le langage est faible, et plus la capacité à exprimer les émotions est faible et plus est faible la possibilité d'élaborer une pensée. Il existe des influences réciproques entre langage et pensée[84]. Le langage n'est pas une création de la pensée et réciproquement. Ils ont une origine toute différente. Le langage étant né des nécessités de l'action sociale. Mais ils sont contemporains, ils sont nés et se sont développés ensemble, d'où en ont résulté des influences réciproques. La marque la plus évidente imprimée sur le langage par la pensée est la continuité. En lui-même, le langage est discontinu, cette discontinuité vient de ce qu'originellement un mot avait un sens complet. Il en résulterait que les mots pouvaient s'accoler sans se souder : c'est la pensée qui leur fait unir les mains pour les faire danser ensemble, elle pousse le mot sur le mot, dans le mot. Elle vide le plus possible le sens de chaque mot de façon que chaque mot ait besoin de celui qui précède et succède. Le rôle de la pensée est de pencher ces mots les uns sur les autres de façon à en faire une

[84] La question des rapports réciproques entre le langage et la pensée est une question importante d'abord dans la mesure où la plupart des philosophes ont tenté d'y répondre, mais ce sujet est aussi une sorte de faux problème dans la mesure où le langage et la pensée ne se situent pas au même niveau de réalité. Pour s'en convaincre, il suffit de constater qu'il existe des aires cérébrales spécifiques du langage mais il n'y a pas d'aires spécifiques de la pensée. Pour autant, il y a une véritable harmonie cérébrale entre le langage et la pensée.

substance continue, c'est comme une puissance d'aimantation, un mouvement infini et mouvement n'est pas ici une simple métaphore, mais « mélodie » conviendrait encore mieux. La pensée dans ce qu'elle a d'essentiellement exprimable est un rythme et ce rythme comme une musique par ses variations exprime la personnalité de l'auteur. De même chaque poète à son rythme à lui, chaque pensée individuelle à un rythme propre. On note le rythme du poète est le rythme de sa pensée même.

Avec la guerre en Ukraine, l'on note que les journalistes parlent désormais de « séquences » à tout-va. Ainsi, la politique est faite d'un enchainement de séquences. Nous sommes en permanence dans la simultanéité. Montrant des images télévisées de cette guerre en Ukraine, les présentateurs télé se sont mis à dire : « Que nous dit cette séquence de... Telle ou telle chose ? ». Comme si nous n'arrivions plus à analyser les informations venues de ce combat qui a surpris tout le monde, y compris tous les États majors du monde entier. En outre, on ne parle plus de « durée » mais de « temps long », on ne parle plus de personnes handicapées, mais « en situation de handicap », « de personnes en situation de perte d'autonomie », comme si l'expression nouvelle atténuait implicitement le handicap, etc. Ces expressions sont en concordance avec l'approche inclusive à tout-va préconisée par la politique gouvernementale. Souvenez-vous, le poids des mots.

Fin août 2021, le Directeur Général (DG) de l'AP-HM, M. Crémieux, ami de Martin Hirsch (DG de l'AP-HP), ne souhaitait pas renouveler le Pr Didier Raoult à la tête de l'IHU de Marseille. Ce dernier étant atteint par l'âge de la retraite universitaire. En ce qui concerne, sa direction à la tête de l'IHU, ce sont les membres du Conseil d'administration qui ont décidé.

Fin 2021, l'IHU de Marseille était suspecté d'avoir mené des « essais cliniques » contre la tuberculose hors du cadre légal. En 2022, l'inspection de l'ANSM a relevé de graves manquements et des non-conformités à la réglementation des recherches impliquant la personne humaine (RIPH), en particulier sur le plan éthique.

Agnès Buzyn, l'ancienne ministre de la Santé (2017-2020) a été mise en examen, vendredi 10 septembre 2021, pour mise en danger de la vie d'autrui, après plus de neuf heures d'audition à la Cour de Justice de la République. Pour autant, elle a reçu la Légion d'honneur (promotion du 1er janvier 2022). C'est la première fois de l'histoire que la chancellerie a octroyé cette récompense à une personne mise en examen. Cela a fait dire à certains que Madame Buzyn avait reçu la médaille du « Déshonneur ». Nous remarquons que beaucoup de personnalités qui ont failli dans la gestion de cette pandémie furent récompensés par la Légion d'honneur. Cela en dit long sur le pouvoir des réseaux dont nous avons déjà parlé.

Notons que beaucoup de Directeurs d'hôpitaux ont à nouveau reçu la Légion d'honneur ou le Mérite national pour leur « bravoure » face au COVID-19. Mais n'est-ce pas leur mission ? Fin janvier 2023, la mise en examen de Madame Buzyn fut annulée par la Cour de cassation. Une première pour la Cour de Justice de la République qui indique : « *Le délit de mise en danger d'autrui ne peut être reproché à une personne que si une loi ou un règlement lui impose une obligation particulière de prudence ou de sécurité. Cette obligation doit être objective, immédiatement perceptible et clairement applicable. Or, aucun des textes auxquels s'est référée la commission d'instruction pour mettre en examen l'ancienne ministre de la Santé ne prévoit d'obligation particulière de prudence ou de sécurité* ».

L'on peut dire que les scientifiques et les politiques étaient préparés à de telles pandémies jusqu'en 2011, date de H1N1 (cette grippe A est apparue de 2009 à 2010.) où tous les plans de prévention furent mis au rebut, car aucune catastrophe épidémiologique n'avait eu lieu en France, alors que nous avions agi par excès (plus de 60 millions de doses de vaccins). En France, la campagne de vaccination s'était heurtée à une réticence d'une grande partie de la population y compris parmi le personnel de santé. La Cour des comptes a estimé à 660 millions d'euros le coût total de la vaccination en France pour H1N1. Seuls 6 millions de Français furent vaccinés. Alain Bauer, indique à juste titre que « *Ce qui semble nouveau, c'est d'abord ce que l'on a oublié* ». La perte de perspective fait que nous avons l'impression que tout est nouveau. La grippe espagnole était en quelque sorte une grande répétition du COVID 19 qui a sévi entre 1918 et 1921 avec de nombreuses vagues, mini pics, plateaux, faisant plus de morts que la Première Guerre mondiale. Pourquoi n'avons-nous pas gardé dans la mémoire collective les évènements de la grippe espagnole ? En outre, en 2003[86], le Pr Raoult avait rédigé un rapport sur le bioterrorisme et sur la manière de gérer une pandémie, mais que tout le monde avait oublié en 2020. Il eut été facile d'aller chercher les archives nombreuses (articles, livres, thèses) sur la gestion de la grippe espagnole pour voir comment nous avions

---

[86] Didier Raoult dresse un bilan de la prévention et de la lutte contre le risque infectieux d'origine terroriste et propose des recommandations de nature scientifique, médicale, organisationnelle, juridique ou de santé publique. Il préconise entre autres une meilleure organisation hospitalière, une plus grande structuration médicale dans la réponse au bioterrorisme ou encore le développement de la surveillance épidémiologique et de la recherche.

géré la pandémie à l'époque. La grippe espagnole fut l'occasion de déployer des gestes barrières, interdiction des attroupements, « rester chez soi », port du masque obligatoire, quarantaine, fermeture d'écoles, interdiction des offices religieux, fermeture de lieux publics, interdiction de l'affluence dans les commerces. À San Francisco, une controverse apparut autour de l'obligation de porter des masques, culminant dans la Ligue anti-masque qui parvint à faire lever cette obligation en février 1919, lors de la seconde vague d'infections dans la ville.

Suite au débat sur l'Hydroxychloroquine prôné par l'IHU de Marseille, il conviendra de se poser la question de la pertinence des IHU[87], de leur financement et de leur évaluation scientifique. En effet, nous étions en droit d'attendre beaucoup plus et beaucoup mieux d'un IHU, de surcroit spécialisé en infectiologie. Le Pr Didier Raoult n'aurait-il pas agi par excès, pour faire un coup médiatique à l'aune du renouvellement de la Direction de son IHU ? L'Ordre des médecins a justifié le blâme à Didier Raoult du mois de décembre 2021 par le fait que le directeur de l'IHU avait promu les effets de l'HCQ sans avoir de données scientifiques confirmées. Notons qu'en mai 2023, 12 nouveaux IHU furent créés sur l'ensemble du territoire. « Ces pôles d'excellence permettront, en rassemblant chercheurs, cliniciens, investisseurs et industriels de développer ensemble des traitements et solutions innovantes qui permettront demain

---

[87] 6 IHU ont été sélectionnés en 2011 pour une aide totale de 349,3 M€ (dotation comprise entre 45 et 72 M€ par IHU) jusqu'au 31 décembre 2019 dans le cadre du premier programme d'Investissements d'Avenir. • Suite à l'évaluation réalisée au cours de l'année 2019 par un jury international et portant sur les réalisations durant la période 2011-2018 et sur les perspectives de pérennisation au-delà de cette période, les 6 IHU sont prolongés jusqu'au 31 décembre 2024 et 5 d'entre eux bénéficient d'un financement complémentaire de 74 M€ au total.

des avancées importantes pour les patients dans de nombreux domaines : neurosciences, immunologie, infectiologie, thérapies géniques, maladies vasculaires, troubles du neurodéveloppement de l'enfant, cancers, oncohématologie, maladies respiratoires, troubles de l'audition, sepsis, pathologies hépatiques ».

Le cloisonnement entre santé humaine et santé animale mérite d'être réinterrogé :

- Près de 75 % des maladies humaines « émergentes » sont d'origine animale ;
- Les récentes épidémies (grippe aviaire, grippe H1N1, SRAS...) soulignent la vitesse de diffusion et l'internationalisation des risques sanitaires, mais également le rôle des interfaces homme-animal-écosystème dans l'émergence et l'évolution des pathogènes ;

Pour répondre à ces enjeux mondiaux de santé publique, les organisations internationales (OMS, FAO et OIE) recommandent une approche intégrée qui s'appuie sur la notion « One Health/Une seule santé »[88]. Pour autant, les initiatives du concept « One Health » restent assez théoriques. Depuis plusieurs dizaines d'années, la fréquence des épidémies, en particulier d'origine zoonotique, s'accélère. Du fait des activités humaines – déforestation, conversion des terres agricoles, intensification de l'élevage..., Les populations sont notamment de plus en plus en contact avec la faune.

[88] Ce concept, né il y a une vingtaine d'années, reconnaît l'interdépendance entre les santés animale, humaine et environnementale mais reste peu mis en œuvre.

Cette approche intégrée plaide pour un renforcement des interfaces entre santé humaine (médecin), santé animale (vétérinaire) et sécurité sanitaire et nutritionnelle (ingénieur). Il s'agit d'appréhender ces problématiques de manière globale en dépassant les cloisonnements historiques que reproduisent les formations initiales.

Aujourd'hui, il est nécessaire de changer les paradigmes de la formation des professionnels de santé pour répondre à la mondialisation croissante des risques sanitaires. Les programmes d'enseignement et de recherche doivent associer des étudiants et des enseignants-chercheurs de diverses origines : vétérinaires et médecins, mais aussi selon les cas, pharmaciens, odontologistes, ingénieurs ou biologistes. Dans ces programmes, ils apprendront à travailler ensemble pour acquérir une même culture et partager leurs expertises spécifiques afin de répondre collectivement à la complexité des enjeux internationaux. Il est impossible de prévoir quand surviendra la prochaine pandémie. Mais nombre de spécialistes pensent que leur fréquence va augmenter avec les intrications de plus en plus fréquentes entre l'homme et l'animal, les contacts plus étroits des humains avec la vie sauvage, et le dérèglement climatique.

Nous voyons qu'il y a toujours des faits manquants en science, s'il n'y en a plus c'est une théologie, un dogme. La science est en permanence inachevée. La vérité qui se construit et qui se renouvelle en permanence est bien *la science de l'homme*. Or, sommer la science de dire tout, tout de suite, toute la vérité est la condamner à être une théologie. Nous en avons eu un exemple parfait lors de cette pandémie de COVID-19. Jacques

Monod[89] avait compris que les scientifiques savent se contenter du partiel et du provisoire. Ce que les politiques n'ont pas encore intégré[90]. L'emploi du conditionnel devrait être d'usage en politique sur ces sujets de santé publique. De plus, vouloir faire passer en force des amendements (pour le PASS vaccinal)[91] au Parlement est probablement le signe d'une certaine fébrilité sur le sujet (comme l'emploi du 49.3 pour la réforme des retraites). Notons toutefois qu'au 5 janvier 2022, nous vivions plus sûrement qu'au 5 janvier 2021, sans couvre-feu, alors que le taux d'incidence est 10 fois plus important (plus de 300 000 cas de COVID-19 le 05/01/2021) qu'il y a un an ; et ce grâce au vaccin contre le COVID-19.

Charles Darwin (1809-1882) nous a appris que « tout ce qui marche » dans la nature est susceptible d'être retenu, après « essais-échecs/essais-succès »[92]. Lors des situations de crises sanitaires, le tout est d'avoir anticipé pour ne pas avoir une succession « d'essais-échecs ». Il faudra tirer collectivement les leçons de cette épidémie de COVID-19, car ce n'est certainement pas la dernière. Ces dernières années, le risque épidémique était passé à l'arrière-plan, par rapport aux

---

[89] Lire la Biographie Monod. Patrice Debré. Jacques Monod. Grandes biographies. Chez Flammarion. 1996. Monod est l'auteur d'un des plus grands ouvrages scientifiques de l'après-guerre, *Le Hasard et la Nécessité*.

[90] Notons que les politiques tout comme les journalistes n'ont aucune culture scientifique. Cela n'a pas aidé la communication lors de la pandémie de COVID 19, même si le Président Macron s'est qualifié de « meilleur épidémiologiste de France ».

[91] Un schéma vaccinal complet consiste en 2 doses jusqu'au 15 janvier, en 3 doses à partir du 16 janvier 2022.

[92] Les individus portant les traits (immunitaires) qui leur confèrent une protection survivront, se reproduiront et assureront une descendance porteuse de ces traits et résistante à cet élément, alors que d'autres individus dépourvus de ces traits, plus faibles ou plus vulnérables en décéderont.

préoccupations liées à la lutte contre le terrorisme. À l'occasion de cette pandémie, la France, 7e pays le plus riche du monde, a vu le mythe de l'excellence de son système de santé s'effondrer subitement. Nous avons pu constater que nos élites politiques et scientifiques furent totalement dépassées par les évènements et nos soignants démunis. La crise de l'hôpital public n'est pas du seul fait de ce gouvernement.

Son origine est plurielle, profonde et lointaine. Une des erreurs fut la mise en place des 35 heures à l'hôpital, désorganisant toutes les structures sanitaires et les maquettes organisationnelles. En outre, en 2000, au début de la mise en place de cette réforme, les dirigeants ne savaient pas si c'était « 35 payées 35 ou 35 payées 39 ? ». Ce furent finalement les syndicats qui imposèrent le « 35 payé 39 » lié à un surcoût de plus de 10 % du travail pour leur organisation, sciant la branche sur laquelle ils étaient assis. La mise en place des 35 heures à l'hôpital fut une « fausse bonne idée ».

Face à la crise majeure (l'implosion de l'hôpital est très proche.) que traversent nos hôpitaux, le *statu quo* est désormais absolument impossible.

Il faudra assurer *à minima* 3 objectifs : 1° L'accès aux soins avec équité et solidarité. 2° Promouvoir la qualité des soins. 3° Assurer la viabilité financière des hôpitaux grâce à la responsabilisation des acteurs et des Directeurs d'Hôpitaux, une rationalisation des filières de soins, une pertinence des actes et l'efficience médico-économique des organisations. La diminution de plus de 10 % des effectifs des Directeurs d'hôpitaux depuis 2012 s'ajoute à la baisse des inscriptions aux concours. Ce corps des Directeurs d'hôpitaux a largement failli dans ses missions et il est peut-être venu le temps de supprimer ce corps. En effet, actuellement, l'efficience est un « gros mot », car il ne faut pas « faire de vague. Wait and see ». Les Directeurs d'Hôpitaux doivent se féliciter à longueur de journée « d'être bienveillants », d'être « résilients ». Ils se mettent en scène pour se mettre en avant, flatter leur égo, et faire avancer leur carrière. Ils n'ont jamais autant posté leurs photos sur les réseaux sociaux alors que certains hôpitaux dont le déficit cumulé est supérieur à leur budget sont en cessation de paiement et donc tout simplement... En faillite. M. de Kervasdoué précise que « *si l'hôpital n'est pas réformé, c'est que le corps médical à intérêt au Statu quo, car ils sont nommés à vie et n'ont de compte à rendre à personne. Ils préfèrent un pouvoir étatique lointain à une gestion locale* ».

Le Pr Guy Vallancien indique que le corps médical est figé dans des postures syndicales et ordinales obsolètes. M. Vallancien précise encore, fort justement, que la jeune génération de médecins l'a bien compris et veut exercer en partenariat étroit avec des soignants aux responsabilités accrues, comme les Infirmier(e)s de Pratique Avancée (IPA). En effet, il faut passer d'une logique de « soins » avec le médical et le paramédical à une logique de « Care » avec des objectifs communs.

6.

Propositions pour l'avenir du système de santé

Il serait totalement naïf d'imaginer que le système de santé échappera à toute régulation financière, d'ailleurs, un retour en l'état au budget global serait irresponsable. Un rapport de l'IGAS sur les plans Hôpital 2007 et 2012 montre bien que les investissements ont été mal maîtrisés et les aides n'ont pas été à la hauteur. En 2022, les hôpitaux sont dans un piètre état financier. En outre, le budget des hôpitaux est un sujet depuis le 16e siècle en France... En son temps, il fallait financer les croisades avant tout.

La réforme de l'hôpital demandera un courage politique inédit et beaucoup de ténacité si elle veut être efficace et menée correctement et à son terme. Or, depuis des années, les gouvernements mènent une politique « pas de vague » de « wait and see ». Plus vous êtes transparent dans votre poste et plus vous perdurez dans le temps. Encore un jeu d'équilibriste politique.

La première condition de réussite de cette réforme est de penser en termes de prévention et de santé publique. À l'instar des plans cancer, il conviendrait de mettre en place un véritable Plan national de Santé Publique, révisable tous les 4 ans, portant non seulement sur la prévention et la restructuration des agences, mais aussi sur le dépistage précoce, la restructuration de la recherche médicale beaucoup trop dispersée. Il faudrait renforcer la santé publique et l'épidémiologie trop pauvre en France. Ainsi, aux Pays-Bas, les enfants ont plusieurs visites obligatoires de prévention chez le dentiste et le nombre de caries dentaires est beaucoup plus faible qu'en France. La Stratégie Nationale de Santé (SNS) et « Ma Santé 2022 » qui visait à réduire les « inégalités territoriales et sociales » n'ont pas été assez loin sur ce sujet et n'ont fait que du saupoudrage. Aussi, il faut désormais créer « ma santé 2027 ». Ces inégalités de santé n'ont jamais été aussi criantes en France. Claude Bernard disait que la médecine a deux aspects, d'abord soigner la maladie, mais également prévenir et rester en bonne santé. La santé publique a pour objet de maintenir les gens en bonne santé et cela coûte moins cher que de soigner. Pourquoi ne pas restaurer des dispensaires pour dispenser la santé ? La France est un pays où les personnes âgées vivent en grand nombre en mauvaise santé.

En France, en raison du COVID-19, les dépenses de santé ont fait un bond de 8,5 % en termes réels en 2021. Il s'agit de la plus forte croissance en 30 ans. Cela est lié à l'augmentation des dépenses hospitalières et des soins de ville et de la vaccination. « En proportion du PIB, les dépenses de santé sont ainsi passées de 11,1 % en 2019 à 12,2 % en 2020 et à 12,4 % en 2021. Si la tendance est similaire dans la plupart des pays européens, en France, la part des dépenses de santé dans le PIB est la deuxième plus élevée parmi l'ensemble des pays de l'UE en 2020 et en 2021, après l'Allemagne » (Les échos 2022).

En 2020, la DCSi s'est élevée en France à 284,5 Md€, soit 12,4 % du PIB (contre 11,3 % en 2018 – Drees, 2021). La DCSi correspond à la consommation finale effective de services sanitaires et de biens médicaux, qu'ils soient individuels (comme une consultation médicale) ou collectifs (comme une campagne de prévention)[93]. Parmi les pays de l'OCDE, la France est l'un des pays qui consacrent le plus de richesse à la dépense courante de santé : si l'on se compare avec les autres pays développés, seuls les États-Unis, l'Allemagne et la Suisse dépensent davantage. Cela est un vrai paradoxe français, car nous dépensons beaucoup d'argent pour la santé, mais nous n'avons pas le « retour escompté ». Faut-il toujours injecter plus d'argent sans repenser les organisations au préalable ? La réponse est non.

Il conviendrait de revoir les prérogatives et objectifs de Santé Publique France, agence issue en mai 2016 de la fusion de l'Institut de veille sanitaire (InVS) et de l'Institut National et de prévention pour la santé (Inpes) et de l'Établissement de préparation et de réponse aux urgences sanitaires (Eprus).

Ensuite, il faut décliner les politiques de santé au niveau des territoires (attention au retour possible des gilets jaunes)[94]. La réforme des collectivités territoriales du Président Hollande a créé des régions beaucoup trop grandes et artificielles (cf. Nouvelle-Aquitaine et Grand Est par exemple). À ce découpage « absurde », les ARS ont de grands désavantages :

---

[93] Il comprend les dépenses hospitalières, celles de soins de ville, de transports et de biens médicaux, ainsi que les dépenses de soins de longue durée (dans une acception plus large que celle des comptes de la santé Français), les autres dépenses en faveur des malades, les subventions au système de soins nettes des remises conventionnelles et une partie de la prévention institutionnelle et des coûts de gestion.

[94] Une erreur fondamentale du Président Macron a été de ne pas tenir compte des cahiers de revendications des Français, suite aux grands débats. Ces cahiers sont restés dans des cartons au sein des Préfectures.

– Des relations très peu régulières avec les élus locaux et des tensions avec les Préfets de départements.

– Un désintérêt majeur pour ne pas dire total pour les structures privées. Nous l'avons bien constaté avec la prise en charge des patients COVID+ en réanimation.

– Des instances de gouvernance interne qui fonctionnent mal.

– Très mauvaise gestion des enveloppes FIR.

– Il y a trop d'informations descendantes depuis Paris et peu d'informations descendantes depuis les sièges des ARS jusqu'aux délégations départementales (DD).

Lors de cette pandémie, les ARS ont bien démérité. En outre, elles ont dû assumer des positions gouvernementales, utilisant bien souvent le mensonge par omission. Les ARS sont des technostructures, des « usines à gaz » qui coûtent très cher, ce sont des bras avancés du ministère de la Santé. Il est bien commode pour le ministère de la Santé et le Gouvernement d'avoir ces fusibles en régions.

M. Karim AMRI, Directeur d'Hôpital, fondateur de la société KA conseil, précise que l'on peut dire qu'il existe 3 niveaux essentiels de refonte des politiques de santé :

1° Le premier niveau est en lien avec le pilotage et la gouvernance territoriale. Il faut travailler collectivement le sujet de la centralisation/décentralisation avec les acteurs de terrain y compris les collectivités territoriales.

2° Le second niveau est la question des financements, trop complexes et peu flexibles.

Il faut des financements transversaux pour le médico-social, le sanitaire la médecine de ville, etc. Dans une logique de parcours du patient. Il faut remettre le parcours du patient au cœur de la prise en charge pour être au plus près des besoins.

3° Le troisième niveau concerne la réflexion stratégique au sujet du numérique/nouvelles technologies en lien avec les acteurs de la prise en charge pour le parcours patient[95].

Un rapport de 2018 de l'inspection générale des affaires sociales (IGAS) portant sur le pilotage de la transformation de l'offre de soins par les ARS indiquait que les Délégués Départementaux (DD) sont privés de réelles responsabilités : cantonnées à la simple préparation de dossiers PA-PH, les Délégués Départementaux ne semblent pas constituer un maillon suffisamment autonome de la chaîne administrative en matière de pilotage de l'offre de soins. La Direction de l'Offre de Soins (DOS) est au niveau du siège des ARS. La seule réponse à ce constat de l'IGAS a été de nommer les Délégués Départementaux des ARS sur des postes COMEX. Or, en période de crise, l'échelon départemental est identifié comme celui de la gestion de crise. Les DG ARS ont pris l'habitude de nommer des Délégués Départementaux « potiches » pour garder le « pouvoir » au niveau du siège de l'ARS. Le ministère de la Santé, souhaitant avoir de parfaits bouc-émissaires, n'a pas réformé les ARS dont il connaît parfaitement bien l'incapacité à gérer les dossiers et à faire des analyses stratégiques pragmatiques.

---

[95] Karim AM.i. Un système à bout de souffle qui doit laisser place à une nouvelle organisation : Le Parcours Patient. Finances hospitalières. Janvier 2023. Pages 14-16.

Il convient de repartir des Groupements Hospitaliers de Territoires (GHT) et des Communautés Professionnelles de Territoire de Santé (CPTS), pour faire de véritables Communautés Hospitalières Professionnelle de Territoire de Santé (CHPTS) afin d'inclure tous les professionnels sur un même territoire, publics, privés, Établissement de Santé Privé d'Intérêt Collectif (ESPIC). Le système de santé public français est beaucoup trop rigide pour faire face aux crises. La bureaucratie étouffe les initiatives et rend difficile une adaptation rapide et efficace. Près de 34 % des employés des hôpitaux français n'ont aucune tâche médicale, soit 54 % de plus qu'en Allemagne. Une preuve flagrante de la lourdeur bureaucratique tant décriée par le personnel soignant. Notons que les établissements privés ne peuvent pas faire partie des GHT, ce qui est incohérent dans une logique de parcours de soins. L'ensemble de ces établissements seraient sous la houlette des Conseils Régionaux, les Établissements Sociaux et Médico Sociaux (Personnes Agées et Personnes Handicapées) reviendraient sous la tutelle des Conseils Départementaux (CD). Cela mettrait fin aux Contrats Pluriannuels d'Objectifs et de Moyens (CPOM) tripartites pour les ESMS, chronophages et bien souvent sujets de querelles partisanes entre les CD et les ARS. Ces ESMS seraient partenaires des conventions constitutives des CHPTS.

Les 30 CHU[96], dont au moins la moitié n'a plus le niveau en Recherche/Innovation, rejoindraient le modèle des Centres de Lutte Contre le Cancer (CLCC[97]), fondé dès les années 1920

---

[96] Ils ont été créés par l'ordonnance 58-1373 du 30 décembre 1958 (« Ordonnances Debré »).

[97] Les centres régionaux de lutte contre le cancer (CRLCC) sont des établissements de santé privés à but non lucratif et de caractère hospitalo-universitaire participant au service public hospitalier en France. Ils ont été

par des médecins brillants[98], visionnaires (comme le Pr Stéphane Leduc à Nantes ou Paul Papin à Angers), bien avant les CHU en 1958 avec M. Robert Debré, et deviendraient des ESPIC Universitaires, gage d'efficience, de souplesse et de réactivité financière. Les Centres de Lutte Contre le Cancer (CLCC) avaient cette triple mission (Soins, Enseignement, Recherche) dès leur fondation dans les années 1920. Les quatorze premiers CLCC, dès leur naissance entre 1922 et 1925, ont été adossés aux Facultés et Écoles de médecine existantes. Ainsi, les premiers CLCC des années « 20 » ont été dirigés par des professeurs brillants de ces mêmes facultés : Bergonié à Bordeaux, Gustave Roussy à l'Hôpital Paul-Brousse à Paris. De par leur position facultaire, ces mêmes personnalités ont stimulé d'emblée l'enseignement, le développement de laboratoires de recherche au sein de leurs CLCC, la recherche sur les causes du cancer. Cette histoire démontre que la triple fonction des CLCC, soins/enseignement/recherche, est donc intrinsèque à leur création, dès les années « 20 », vingt ans avant les ordonnances de 1945 officialisant les CLCC avec cette triple fonction, et plus d'un quart de siècle avant la naissance des CHU avec les ordonnances de 1958[99]. Nous avons sous les yeux le modèle des CLCC et nous ne tirons pas les leçons de ce modèle. Remarquons au passage que les aides obtenues par les CLCC

érigés le 1er octobre 1945 par une ordonnance du Général de Gaulle (art. L.312 et suivants du Code de la Santé publique).

[98] The beginning of cancer treatment centers and their triple mission of care, teaching and research in the 1920's. The cancer treatment center of Angers, the Centre Paul Papin. Drouin E, Larra F, Bataille FR. Rev Soc Fr Hist Hop. 2014 Nov;(152):61-5.

[99] En 1922, Paul Strauss disait : « *Il n'y a, pour lutter contre le cancer, qu'un moyen, c'est de réaliser. Il faut que tous les efforts tendent au même but, qu'ils soient coordonnés, indépendants pour aller vite et unis pour diriger utilement l'effort vers l'œuvre à réaliser* ».

dans le cadre des investissements structurants Ségur ne représentent à ce jour que 0,4 % du total et ne reflète pas leur rôle majeur dans l'offre de soins (Sophie Beaupère, Déléguée Générale chez Unicancer).

En outre, nous pensons au modèle unique en France du Groupement Hospitalier de l'Institut Catholique de Lille (GHICL) qui est un ESPIC de 886 lits MCO, 270 millions d'euros de budget de fonctionnement en lien avec sa faculté libre de médecine et maïeutique et de soins en santé (FMMS). Cela forme un ensemble hospitalo-universitaire privé, avec le GHICL, la FMMS, seule Faculté de Médecine privée de France, fondée en 1876. Sur un plan budgétaire et financier, le GHICL est à l'équilibre. On compte 680 ESPIC en 2017, dont 21 centres de lutte contre le cancer. En 2017, il y a 45 % de structures publiques, 33 % de privées et 22 % d'ESPIC. Si l'on s'intéresse au nombre de lits et de places, la part du secteur public est plus importante avec 62 % des lits. En Allemagne, en 2017, les ESPIC représentaient 34,1 %, les hôpitaux publics, 28,8 %. Le privé présente une forte hausse avec 37,1 % au détriment du secteur public.

Très tôt, Robert Debré (1882-1978) critique sa propre réforme de 1958, qu'il juge incomplète. En effet, dès 1973, il exhorte ses auditeurs à faire une « révolution complète » lors de la clôture à Rennes d'une semaine consacrée à l'enseignement de la santé publique. Ainsi, Robert Debré déclarait à ce congrès : « *Notre doctrine doit aboutir à un changement complet dans les structures : structure de l'hôpital, structure de l'enseignement, structure de l'administration de la santé publique, structure de l'exercice de la profession médicale... l'hôpital de demain doit être tout autre chose que l'hôpital d'aujourd'hui... L'hôpital de demain doit être le centre de la santé, avec une pénétration beaucoup plus importante de sujets qui ne sont pas hospitalisés que de sujets hospitalisés* ». Âgé, Robert Debré luttait déjà contre l'hospitalo-centrisme que l'on connaît. Ainsi, il déclarait à ce même congrès « *Si la porte est ouverte pour entrer, elle est ouverte aussi pour sortir : il est inadmissible, il sera inadmissible que demain vos collaborateurs, vos étudiants, vous-mêmes, vous ne sortiez pas de l'hôpital pour aller voir ce qui se passe dehors* ». Et il conclut son allocution en véritable visionnaire : « *Et je voudrais vous dire qu'il faut que vous partiez d'ici comme des conjurés décidés à promouvoir cette révolution. Je serais prêt à me mettre à votre tête si vous pouviez me donner vingt ans de moins. Mais les temps sont révolus et c'est à vous de prendre la tête de la colonne. Il est indispensable que toutes les réformes étudiées ici d'une façon très intéressante, qui sont des réformes partielles, soient des premières étapes à la révolution complète que vous devez jurer d'accomplir* ».

« *L'essentiel de la Réforme de 1958, c'est l'installation de la biologie dans la pratique médicale. Ce qui lui manque de nos jours, c'est la dimension de santé publique* » (Robert Debré 1973). Nos CHU d'aujourd'hui sont bien loin des conceptions énoncées par leur fondateur. Quelle jeunesse, chez ce prophète de 91 ans ! (Jean de Kervasdoué).

Les ARS disparaîtraient au profit des CHPTS, les autorisations du territoire seraient accordées pour 10 ans. Les fonds d'Interventions Régionaux (FIR) des ARS seraient redonnés à la main des Conseils Régionaux. En effet, un DG d'ARS passe en général une grande partie de ses journées à gérer des querelles personnelles d'égo de ses Directeurs métiers au sein de son agence (500 à 600 personnes) et environ 60 % des effectifs de ces ARS sont bien souvent inefficients. Souvenons-nous que les Agences Régionales de l'Hospitalisation (ARH) fonctionnaient avec une petite équipe de 10 à 15 personnes (en lien avec les DDASS, les CRAM, etc.), soudée autour de son Directeur (DARH), très souvent charismatique. Certains DG d'ARH, brillants, ont été démissionnés en Conseil des ministres, car ils refusèrent (sur la base d'un bienfondé pertinent) de donner une IRM ou encore un Scanner à un élu de leur région.

Les ARS sont victimes de 3 adversaires :

– L'administration centrale qui a repris le pouvoir par les COPERMO (appelé maintenant le Conseil National de l'Investissement en Santé).

– Les régions qui veulent être les opérateurs de la santé en lieu et place de l'État.

– Les Préfets de départements qui veulent une gestion de proximité, à juste titre. Les Conseils Départementaux ne peuvent pas dépasser le médico-social.

En outre, à l'origine, les ARS ont été créés par la loi HPST pour « réguler » (et la boîte à outils est très (trop) bien fournie) avec de multiples acteurs (Ville, Hôpital, médico-social, élus, Préfets...) et lors de la crise de COVID-19, le niveau central leur a demandé de « piloter », ce qu'elles ne savent absolument pas faire. Depuis la canicule de 2003 qui a fait plus de 15 000 morts en France, les ARS sont terrorisées par l'apparition d'une nouvelle canicule. Jusqu'aux événements de 2003, les vagues de chaleur étaient un risque fortement sous-estimé dans le contexte français, ce qui explique en partie le nombre élevé de victimes. En son temps, le Secrétaire Général de l'AP-HP, M. Dominique Deroubaix, avait été prévenu de la catastrophe par les pompiers de Paris (BSPP) et par les pompes funèbres face au nombre inexpliqué de décès. M. Deroubaix a été démissionné suite à cette canicule[100] alors qu'il avait très vite prévenu le ministre de la Santé (qui apparut en direct à la télé au JT de 20 heures, alors qu'il se trouvait dans le sud, remettant un pull sur son dos et indiquant que tout allait bien en France) et le Premier ministre. M. Deroubaix fut nommé Directeur d'une petite maison de retraite en Savoie... Puis DARH et DG ARS plus tard. Depuis, le ministère de la Santé a mis en place un Plan national Canicule (PNC)[101].

Le volet sécurité sanitaire et gestion des situations sanitaires exceptionnelles reviendraient à la main des Préfets (dont le corps a été dissous par le Président Macron en décembre 2022). C'est une habitude française : il faut casser ce qui marche et laisser en place ce qui dysfonctionne... Les relations CRAPS (cellule de crise des ARS) et Centre Opérationnel Départementaux (COD) en Préfecture font doublons. Or, c'est bien le Préfet qui dirige efficacement le COD avec son DirCab et en lien avec le siège de l'ARS. La relation entre ces deux pôles de l'action publique lors de la gestion de la crise sanitaire a semblé parfois dysfonctionnelle. Bicéphale, elle a paru à de nombreux acteurs insuffisamment lisibles. Manque de clarté à la répartition des rôles, au niveau national, entre le ministère de l'Intérieur (qui assure la tutelle fonctionnelle sur les préfets) et le ministère de la Santé. En France, nous avons beaucoup de superposition des institutions aux prérogatives identiques et on paye souvent des gens à ne rien faire.

---

[100] M. Deroubaix avait été obligé de réquisitionner des chambres froides à Rungis pour entreposer les morts.

[101] Le PNC prévoit une veille saisonnière étendue du 1er juin au 15 septembre. Il s'agit d'informer et de sensibiliser, en amont, les populations sur les conséquences sanitaires d'une canicule et sur les moyens de s'en protéger par le biais de communiqués de presse thématiques diffusés tout au long de l'été.

Supprimer toutes les Agences Nationales inutiles générant d'énormes surcoûts et réallouer ces fonds aux soignants. Créer une mission nationale à cet effet, sur la base des observations de la Cour des comptes. À titre d'exemple, les Cancéropôles[102] qui ont été instaurés, à juste titre, lors de la mise en place du 1er plan Cancer (2003-2007) du Président Chirac, pour structurer la recherche sur le cancer au niveau inter-régional, sont désormais vides de sens en 2023 pour beaucoup d'entre elles. En France, nous ne savons pas supprimer les agences devenues inutiles.

Supprimer le Centre National de Gestion (CNG) qui n'est qu'une chambre d'enregistrement des desiderata des DG d'ARS pour nommer les Directeurs d'hôpitaux, entre autres. En outre, les Directeurs Généraux des CH seraient nommés par un véritable Président de Conseil d'administration, avec un contrat de droit privé, et ils seraient totalement responsables devant lui. Les DG de CHU seraient nommés en lien avec le cabinet du ministère de la Santé. Les postes de Directeurs seraient ouverts aux médecins, PU-PH (Pr des Universités) et Praticiens Hospitaliers (PH).

Il conviendra de renforcer l'expertise médicale de la Direction Générale de la Santé (DGS) et de la DGOS qui a été totalement muette pour ne pas dire totalement inexistante pendant la crise du COVID-19.

Notons que depuis 2020 environ 200 PU-PH et MCU-PH (maîtres de conférences) ont quitté les CHU pour aller dans le privé ou dans des ESPIC (dépendant de la FEHAP, dont on ne parle pas assez). Un bon nombre de DG de CHU sont

---

[102] Les 7 Cancéropôles disposent d'une petite équipe d'une dizaine de chargés de missions (« petites secrétaires ») et d'un budget d'environ 3/5 millions d'euros pour la durée du plan Cancer. Les cancéropôles ont eu un réel structurant lors du plan cancer 1.

inaccessibles pour les PU-PH et chefs de services. Souvent, de nombreux DG de CHU ne voient pas l'intérêt de la recherche médicale et rendent délibérément opaque l'attribution des crédits liés aux PHRC et aux crédits de l'Agence Nationale de la Recherche (ANR) à leurs médecins enseignants-chercheurs. Ces DG de CHU veulent tout de suite de l'innovation médicale. Ce qui est un non-sens absolu. Or, lorsqu'ils soutiennent la recherche de leur CHU, ces DG sont nommés à l'IGAS, « cimetières des éléphants », en vue de l'obtention de leur bâton de Maréchal, annonçant une remise imminente de la Légion d'honneur. De nombreux médecins quittent les CHU par manque de compréhension de la politique de recherche de leur DG et par manque de souplesse administrative. Les médecins universitaires ont également une certaine crainte pour le montant de leur retraite à venir.

Il conviendrait de fusionner les fédérations hospitalières (FHF, FEHAP et FHP), cf. l'Allemagne et la Suisse.

Injecter des milliards d'euros dans les hôpitaux est peine perdue. Pour s'en convaincre définitivement, regardons les régions où les hôpitaux sont tous devenus déficitaires en 3 ou 4 ans à coup d'injections de millions d'euros de FIR et de MIGAC (fonds pour les missions d'intérêts généraux) par les ARS. Regardons la fuite des infirmières et des infirmiers (IDE) anesthésistes (IADE), environ 15 % des infirmières et des Aides-soignantes ont quitté leur travail, alors que le Gouvernement Castex a revalorisé leur salaire. La cause de ces départs est multiple et difficilement quantifiable. Cela tient aussi aux évolutions de la fonction publique et notamment au fait que l'on a donné, faute d'argent, des droits sociaux plus que des augmentations de salaire et qu'au total cela est plus onéreux (Jean de Kervasdoué). Les IDE s'en vont vers d'autres métiers de la santé ou prennent une orientation tout à fait différente, par épuisement ou face à un système de santé qui ne se réorganise pas. L'allongement des études (que les IDE souhaitaient) n'a pas été accompagné par une revalorisation salariale tant, les compétences ont évolué au fil des années. Désormais, une IDE reste environ 7 à 8 ans dans la profession soignante. La Conférence des présidents de commission médicale d'établissement (CME) de CHU confirme sur le terrain un absentéisme grandissant. Avant l'épidémie de COVID-19, l'absentéisme oscillait entre 8 et 9 % : il plafonne désormais à 11 %. Gabriel Atal, confirmait qu'il y avait des difficultés de recrutement, d'absentéisme. Celui-ci affirmait cependant que 6000 places supplémentaires ont été créées dans les écoles d'infirmiers et d'infirmières (IFSI) pour faire face à ces difficultés de recrutement. Le ministère de la Santé a mis en place, à juste titre, des Infirmières de Pratiques Avancée (IPA) pour décharger les médecins généralistes du suivi très chronophage de certaines maladies chroniques (diabète, BPCO, etc.)[103]. La pratique avancée vise un double objectif : améliorer l'accès aux soins ainsi que la qualité des parcours des patients en réduisant la charge de travail des médecins sur des pathologies ciblées. Certains Pôles de Santé Libéraux Ambulatoires (PSLA) ont fait appel à des médecins retraités pour la prise en charge des patients ayant des troubles mentaux, dont la consultation d'écoute peut s'avérer parfois très longue. Il faut libérer du temps médical et libérer les

[103] Un IPA sera un infirmier expérimenté, d'au minimum 3 ans d'exercice, ayant obtenu son diplôme d'État d'IPA précisant la mention choisie et reconnu au grade universitaire de master. Il pourra exercer dans les pathologies chroniques stabilisées et les polypathologies courantes en soins primaires, l'oncologie et l'hémato-oncologie, la maladie rénale chronique, la dialyse, la transplantation rénale, la psychiatrie et la santé mentale, les urgences.

médecins des tâches administratives. Certains centres hollandais ont recruté des IDE pour préparer la consultation (sortie du dossier médical, prise de la tension artérielle, prise de la carte vitale, poids, taille, température, etc.) du médecin et augmenter sa file active de patients. Pour autant, bien souvent, pour renouveler une ordonnance de Levothyrox, il faut passer par le médecin généraliste afin d'aller consulter l'endocrinologue. Il faut respecter le « parcours de soins ». Alors qu'un renouvellement d'ordonnance dans ce cas précis, relève dans 90 % des cas de la compétence d'une IPA. Il faut dire que certains médecins spécialistes ne jouent pas le jeu pour des raisons purement financières.

Les DG ARS sont tous nommés par « copinage » au terme d'une politique de l'entre-soi. En outre, sont-ils exonérés d'une performance liée à la gestion des deniers publics ?

Nous sommes victimes d'un mal, celui des réseaux : « Je te tiens, tu me tiens par la barbichette... » et le rationnel n'a plus sa place. Les élèves Directeurs d'hôpitaux (DH) sont de plus en plus mal « formés » à l'FL du fait d'une crise que connaît l'École Rennaise qui se cherche face à des Écoles de commerce beaucoup plus agiles, renommées et sachant se remettre continuellement en question, dans leur enseignement et leur recherche. Et ce sont ces jeunes Directeurs, fraîchement diplômés d'un IEP (Sciences Po), qui expliquent doctement aux PU-PH et aux praticiens comment doivent fonctionner leur service de médecine et le nombre de bistouris qu'ils doivent mettre dans leur boîte de chirurgie. Les IEP formatent les jeunes Hauts Fonctionnaires de manière ultra théoriques, selon des méthodes ancestrales, totalement déconnectées du terrain. Le problème n'est pas tant celui de l'ENA que les IEP. Ces jeunes des IEP se heurtent à des scientifiques, Centraliens ou ingénieurs des Mines qui, eux, sont en mode solutions pragmatiques.

La crise du COVID-19, nous a montrés qu'avec la stratégie vaccinale, le Gouvernement Castex prend les médecins pour de simples officiers de santé.

Il y a une quarantaine d'années, le financement des hospitalisations était fondé sur la fixation d'un prix de journée (PJ). Ainsi, pour accroitre ses recettes, il convenait d'avoir un fort taux d'occupation de ses lits. Très vite, ce prix de journée ne correspondait plus réellement à l'activité. Alors, un budget global fut institué dès 1983. Les recettes de l'année (n) correspondaient aux charges de l'année (n-1). Or, si l'activité augmentait en année (n), la structure n'avait plus assez de recettes. Dès 2005, fut mise en place progressivement la tarification à l'activité (T2A), avec une course à l'activité pour augmenter ses recettes, sans vérification de la pertinence et de la qualité des actes (la qualité d'une structure se fait par la certification[104] en lien avec la HAS). Les CHU reçoivent des crédits MERRI (liés à Sigaps pour les publications scientifiques et Sigrec pour la recherche clinique) de la part de la DGOS du ministère de la Santé.

[104] La certification des établissements de santé est un dispositif d'évaluation externe obligatoire pour tout établissement de santé, public ou privé, quelles que soient sa taille et son activité. Cette certification donne lieu à un rapport de la HAS. La HAS a pour rôle d'évaluer la qualité et la sécurité des soins dans les établissements de santé pour garantir aux patients la meilleure prise en charge. Elle mobilise plusieurs dispositifs : la certification des établissements de santé Français, le recueil d'indicateurs de qualité et de sécurité des soins (recueil annuel) dont ceux mesurant l'expérience et la satisfaction des patients, l'accréditation des médecins et des équipes médicales pour les spécialités à risques. Les résultats issus de ces dispositifs sont communiqués aux établissements afin qu'ils améliorent leurs pratiques.

La ministre de la Santé avait confié en son temps, à Olivier Véran en novembre 2015 une mission conduite avec un groupe de 15 experts pour réfléchir sur les modalités que pourraient prendre une réforme du mode de financement de la T2A des hôpitaux, devenue nécessaire, pour au moins 3 raisons :

- Une évolution des besoins des patients et le développement des maladies chroniques qui amènent à revoir les modalités de prise en charge médicale et financière. Le financement au parcours à encourager.

- Une crainte d'effets inflationnistes de la T2A essentiellement fondée sur l'activité.

- Une prise en compte insuffisante de la qualité des soins délivrés et de leur pertinence.

Le premier volet d'une réforme de la tarification pourrait être une stricte équivalence entre le secteur public et le secteur privé. Le second volet consisterait à objectiver les règles de tarification : le budget global n'était pas totalement idiot en soi, mais sa gestion a été très maladroite, de par l'incapacité des tutelles à adapter les ressources aux spécificités de l'activité déployée. En outre, les Maires qui sont les Présidents de conseil de surveillance des hôpitaux considèrent leur hôpital comme une « machine pourvoyeuse d'emplois » pour leur ville. Il conviendrait aussi de retirer l'appréciation politique de la tarification : en effet, les ressources d'une structure sanitaire, publique ou privée, ne peuvent dépendre du poids d'un élu ; c'est pour cela qu'il importe de définir des critères objectifs et que ces critères bénéficient d'une certaine stabilité dans le temps afin que les producteurs de soins puissent investir, mais en évitant des engagements de trop long terme de la part des pouvoirs publics, car cela créerait un effet de rente. Le quatrième volet porterait sur la qualité des soins.

Un système de rémunération multicritères, même complexe, est supérieur à un système simple (prix de journée/dotation globale/T2A). La réalité des soins est très complexe. En outre, l'on sait gérer à peu près la complexité, mais pas la complication.

Pour la tarification, nous pourrions appliquer une part institutionnelle :

– Activité 50 %.

– Qualité des soins 25 %.

– Pertinence des actes 25 %.

Et une part individualisée :

– Travail institutionnel (responsabilités managériales...).

– Permanence des soins (PDS).

– Activité.

– Isolement géographique de l'établissement.

Face à la pénurie de médecins et aux « déserts médicaux », la disparition du nombre limité (*numerus clausus*) d'étudiants en médecine et la diversification de leurs profils par la multiplication des voies d'accès aux filières médicales étaient présentées par le plan « Ma Santé 2022 » annoncé par le président de la République en 2018. Les études de santé ont ainsi été réformées en 2020, abolissant la Première Année Commune aux Études de Santé (PACES) et instaurant la création de deux voies d'accès aux études de santé, le Parcours d'Accès Spécifique Santé (PASS), et les Licences-Accès Santé (LAS). Aussi, avec cette réforme, le nombre d'étudiants admis en deuxième année de médecine résulte chaque année d'une négociation tripartite entre chaque université en fonction de ses capacités d'accueil et des places disponibles, en lien avec les Agences Régionales de Santé (ARS) pour les besoins de santé et d'accès aux soins des différents territoires et de l'Observatoire national de la Démographie des Professions de Santé (ONDPS) pour le niveau national. Ce double objectif du Président Macron de former plus de médecins avec un mode de sélection revisitée était une belle et louable idée.

Mais, quand il a fallu passer du concept théorique à la mise en pratique, les choses se sont fortement compliquées, à tel point qu'il est fort possible que l'on aboutisse *in fine* à l'effet inverse de l'objectif poursuivi. C'est ainsi qu'actuellement, environ 50 % des places de 2e année de pharmacie ne sont pas pourvues. Pour la filière maïeutique, c'est 30 % des places en 2e année qui ne trouvent pas preneur. Si on ajoute l'instauration d'une 6e année pour la formation des sages-femmes, créant ainsi *de facto* une « année blanche » en 2028, cela va engendrer de grosses difficultés de fonctionnement, voire des fermetures de certaines maternités.

La réforme des Études médicales : malgré les annonces ultra démagogiques du Président en 2018, tous les étudiants de 1ere année de médecine ne pourront pas devenir médecin. Le Président a souhaité faire rêver les jeunes. Certains étudiants affirment « qu'il a volé nos rêves et fait de cette réforme un enfer ». C'est la fin du concours mais pas de la sélection. En effet, le *numérus clausus* fut supprimé remplacé par un *numerus apertus* et la PACES (ex PCEM1) remplacée par une PASS ou une LAS[105]. La distinction se fait dans le fait que le *numerus clausus*

---

[105] À partir de la rentrée 2020, l'entrée dans les études de santé est possible via deux chemins : le Parcours d'Accès Spécifique Santé (PASS) et les Licences avec une option Accès Santé (LAS).

est un nombre déterminé d'avance, rigide, non-modifiable, alors que le *numerus apertus* se veut plus flexible. Aujourd'hui, personne n'est en capacité d'expliquer à quelqu'un disposant d'un minimum d'intelligence le système des études médicales. Cette réforme, souhaitée par le Gouvernement, est affreuse pour les étudiants, bien pire que la PACES, en matière de stress et de sentiment d'iniquité, très médiocre pour la qualité de l'enseignement puisque parmi les étudiants qui entrent en P2 (deuxième année), une bonne partie vient de LAS avec un background de contenu médical très faible par rapport à ceux qui viennent de PASS. Ils ont plus de difficultés à apprendre.

La FMMS de Lille a mis en place une véritable LAS santé. Pour la période 2021-2025, 51 505 étudiants en Médecine seront donc formés en France. Pour autant, un CHU sera toujours limité quantitativement et surtout qualitativement par le nombre de ses externes à former, le nombre d'étudiants admis en P2 (2e année) va peu changer et indépendamment des réformes, c'est l'élément critique pour avoir plus de médecins. Cette réforme conduit de nombreux étudiants à partir faire leurs études à l'étranger. Réforme absurde qui pousse à l'exil, la double peine pour les jeunes. En outre, avec cette réforme, les jeunes n'ont plus de visibilité sur leur passage en 2e année, compte tenu du nombre important de passerelles. Souvenez-vous : « un jeune/une solution. »...

Environ 75 % des étudiants en médecine et des internes ont des symptômes d'anxiété pathologique et 39 % des symptômes de dépression sur les 7 derniers jours précédant le questionnaire[106]. Les facteurs de risques sont significatifs : des

[106] Enquête réalisée par *Isni, Isnar-IMG* et *Anemf* entre mai et juin 2021 auprès de 11 754 répondants (soit 15 % de réponses de l'ensemble des étudiants et interne en médecine). Attention aux biais de méthodologie.

difficultés financières, un temps de travail excessif ou encore l'exposition à des violences, psychologiques, physiques ou encore sexuelles. Or, l'explosion du temps de travail, de même que les maltraitances, ont essentiellement lieu à l'hôpital. Désormais, les jeunes praticiens souhaitent, comme dans toutes les filières professionnelles, rééquilibrer leur temps personnel et leur temps de travail. Ils ne veulent plus faire autant de gardes que leurs aînés, il y a un changement sociologique de leur pratique. Aussi, pour remplacer le départ en retraite d'un « sénior », il faut environ 1,5 à 2 jeunes.

Lors de cette pandémie, nous avons également constaté la très faible capacité à faire des analyses épidémiologiques de qualité en utilisant le traitement de données de masse, à l'heure de l'intelligence artificielle (IA)[107]. Le prochain président de la République française devra savoir affronter les pandémies, le dérèglement climatique, une économie dégradée malgré les mesures de « France Relance »[108], le terrorisme (y compris le terrorisme NRBC), le chômage de masse, l'inflation[109], sans compter des équilibres diplomatiques mondiaux, très chaotiques. Autant, dire qu'il devra être « extraordinaire » au vrai sens du terme. Aussi, il est surprenant qu'ils soient aussi nombreux à vouloir prétendre à la fonction suprême de l'État,

---

[107] De nos jours, grâce à l'IA, nous pouvons faire des prévisions météorologiques à 10 jours.

[108] « À moins de penser que l'on va continuer à emprunter sans jamais rembourser nos dettes conjoncturelles et structurelles, nous courrons à la catastrophe » (Jean de Kervasdoué).

[109] L'endettement à la fin mars 2021 représentait 118,2 % du PIB, à 2 739 milliards d'euros. Et l'économie se porte relativement bien. La pandémie a fait exploser la productivité des entreprises. Nous connaissons des conditions totalement inédites. Il faut désormais raisonner en changeant en employant un paradigme que l'on ne connaît pas.

sauf à n'avoir pas pris véritablement conscience des enjeux en cours et à venir. Vu d'aujourd'hui, le Rassemblement national est donné gagnant aux prochaines élections Présidentielles de 2027. Cela pourrait tourner en guerre civile entre les extrêmes.

Nous avons vu que le sentiment populaire (basé sur les émotions) a pris le pas sur l'opinion publique (qui est basée sur des data presque « scientifiques »). Le sentiment populaire est passé en boucle sur les réseaux sociaux, la télévision.

Si les modèles épidémiologiques furent intéressants lors de la première vague, ils devinrent peu prédictifs ensuite, car les data devenaient multi paramétriques (zone avec couvre-feu, avec ou sans confinement, zone avec forte vaccination, de la saison de la température, du taux d'humidité, etc.). L'Institut Pasteur développa un modèle tenant compte de plusieurs types de modèles. Aussi, face à l'explosion d'Omicron, il ne fallait plus tenir compte du taux d'incidence, mais du nombre d'hospitalisations. Dès 2022, certains indiquaient qu'il convenait de revenir au modèle des eaux usées comme lors des premières vagues.

Selon l'OMS, Omicron pourrait avoir contaminé 60 % de la population européenne d'ici à mars 2022. La France est le pays européen le plus touché par ce variant, et est aussi l'un des plus vaccinés du monde avec les USA. L'Afrique, l'un des moins vaccinés et l'un des moins touchés. Ce paradoxe s'explique par le fait que l'Homo Sapiens est mieux protégé génétiquement que Néandertal. Les Africains sont plus jeunes que la population française. La population âgée Française est probablement plus fragile et en moins bonne santé que les autres Pays dans le monde. Nous ne sommes pas tous égaux face à la maladie. Cela tient également à la vitalité du système immunitaire. Une des théories expliquant la meilleure résistance au COVID-19 de certaines personnes : celle de l'immunité croisée. Ce concept a ressurgi au terme d'une étude menée par *l'Imperial College* de Londres et montre que les proches de malades qui n'ont pas été infectés disposaient d'un plus grand nombre de cellules T. Or, ces cellules sont celles développées à la suite d'un simple rhume. Il conviendra d'y réfléchir en termes de santé publique et de prévention dans le monde d'après.

Aussi, avons-nous assisté à beaucoup de querelles de médecins, mais peu de scientifiques. Interroger des médecins sur la science, c'est comme demander à un commentateur de rugby de commenter un match de foot, certes, c'est du sport, mais pas du foot… Dans les années 1950, en faisant de la médecine un « art au carrefour de plusieurs sciences, plutôt qu'une science proprement dite », René Leriche puis Georges Canguilhem semblaient mettre un terme à ce vieux débat : médecine : art ou sciences ? Après l'immense avancée scientifique du XXe siècle, on en est venu à considérer que la médecine était devenue une véritable science. La question est discutée en profondeur dans Philosophie, éthique et droit de la médecine où Dominique Folscheid nous montre que la médecine n'est pas une science, mais une « *pratique soignante personnalisée, accompagnée de science et de technique* ».

Les médecins « MD » (interrogés lors des débats sur le COVID) ne sont pas des scientifiques « PhD » (formés à la rigueur, mais surtout à la démarche et la recherche scientifique telle définie par Claude Bernard dans son *Introduction à l'étude de la médecine expérimentale* en 1865). Cela a créé beaucoup de confusion dans les débats sur le sujet du COVID-19.

À la demande du ministre de la Santé et des Solidarités Olivier Véran, l'IGAS a réalisé une mission de RETEX sur le pilotage par le ministère de la réponse à l'épidémie de COVID-

19. Le rapport (IGAS N°2020-058R) de l'IGAS, rendu en novembre 2020, porte sur l'action du ministère au premier semestre 2020, en particulier au moment du premier confinement. En son temps, seul un très petit nombre de personnes, au sein de l'exécutif, avaient pu en prendre connaissance. Or, le 6 avril 2023, le Ministère fut contraint et forcé de rendre public ce rapport.

Il ressort de ce rapport de l'IGAS le constat d'une organisation de centre de crise sanitaire « *peu lisible, en externe comme en interne* » et « *très mouvante* », ainsi que d'un processus de décision « fragmenté.... *L'organisation de la gestion de crise a connu un éclatement tel qu'au cours de la mission, aucun acteur rencontré n'a semblé en avoir une vision claire et exhaustive, quel que soit son niveau hiérarchique* », notent les auteurs du rapport. *Confronté à un événement sanitaire de très grande ampleur, à la fois inédit et imprévu, le centre de crise sanitaire de l'avenue de Ségur s'est rapidement trouvé « submergé »* et « *n'est pas parvenu à s'organiser de manière structurée et durable* ». Cela a eu pour conséquence, cette ambiance chaotique que l'on a connue lors de la pandémie.

Cette crise du COVID-19 est un « crash-test »[110] en vraie vie qui s'est transformé en véritable « crash ». Elle a montré toutes

[110] Les banques Françaises ont toutes passé des tests en 2014 sans encombre. La nouvelle formule du « stress-test » a mis plus durement à l'épreuve nos établissements bancaires en Novembre 2018. Les banques Françaises furent soumises également à des « stress tests » climatiques dès 2020. La Banque Centrale Européenne (BCE) a publié, le 22 septembre 2021, un rapport présentant les résultats d'un test de résistance au climat (*climate stress test*) de l'économie. L'exercice a consisté à simuler les impacts du changement climatique (avec trois scénarios) sur plus de quatre millions d'entreprises mondiales et 1 600 banques européennes. Jamais le système de santé Français n'avait passé de stress test !

les failles de notre société, de son système sanitaire, de la santé des Français, de la vision de la santé, du monde économique, du monde bancaire, des médias et des politiques. Il faudra un grand courage politique pour faire un vrai Retour d'Expérience (RETEX)[111] à l'échelle Nationale pour construire le « monde d'après », sans quoi il ne faudra pas avoir peur de citer le principe de Georges Clemenceau :

« *En politique, on succède à des imbéciles et on est remplacé par des incapables* ».

La France qui n'a jamais fait de véritable RETEX de cette crise liée au COVID-19 reste bien dangereusement « impréparée » à la prochaine pandémie, d'autant que les futures crises sanitaires risquent de se produire en même temps que des catastrophes naturelles liées au changement climatique.

Aussi, les forces de la nature nous appellent à beaucoup plus d'humilité, car à ce rythme, ce sont les bactéries qui nous survivront.

---

[111] Un Retex comporte : Les faits et leur déroulement. Ce qui a bien fonctionné (Points forts). Ce qui n'a pas fonctionné (Points faibles). Les contraintes et les difficultés rencontrées. Les actions amélioratives et correctives.

Remerciements

Nous tenons à remercier le Pr François-Régis Bataille, le Pr Guy Vallancien, Monsieur Jean de Kervasdoué et Monsieur Karim AMRI, Directeur d'Hôpital et Président fondateur de KA Conseil.

Structures éditoriales du groupe L'Harmattan

L'Harmattan Italie
Via degli Artisti, 15
10124 Torino
harmattan.italia@gmail.com

L'Harmattan Hongrie
Kossuth l. u. 14-16.
1053 Budapest
harmattan@harmattan.hu

L'Harmattan Sénégal
10 VDN en face Mermoz
BP 45034 Dakar-Fann
senharmattan@gmail.com

L'Harmattan Cameroun
TSINGA/FECAFOOT
BP 11486 Yaoundé
inkoukam@gmail.com

L'Harmattan Burkina Faso
Achille Somé – tengnule@hotmail.fr

L'Harmattan Guinée
Almamya, rue KA 028 OKB Agency
BP 3470 Conakry
harmattanguinee@yahoo.fr

L'Harmattan RDC
185, avenue Nyangwe
Commune de Lingwala – Kinshasa
matangilamusadila@yahoo.fr

L'Harmattan Congo
219, avenue Nelson Mandela
BP 2874 Brazzaville
harmattan.congo@yahoo.fr

L'Harmattan Mali
ACI 2000 - Immeuble Mgr Jean Marie Cisse
Bureau 10
BP 145 Bamako-Mali
mali@harmattan.fr

L'Harmattan Togo
Djidjole – Lomé
Maison Amela
face EPP BATOME
ddamela@aol.com

L'Harmattan Côte d'Ivoire
Résidence Karl – Cité des Arts
Abidjan-Cocody
03 BP 1588 Abidjan
espace_harmattan.ci@hotmail.fr

Nos librairies en France

Librairie internationale
16, rue des Écoles
75005 Paris
librairie.internationale@harmattan.fr
01 40 46 79 11
www.librairieharmattan.com

Librairie des savoirs
21, rue des Écoles
75005 Paris
librairie.sh@harmattan.fr
01 46 34 13 71
www.librairieharmattansh.com

Librairie Le Lucernaire
53, rue Notre-Dame-des-Champs
75006 Paris
librairie@lucernaire.fr
01 42 22 67 13

www.ingramcontent.com/pod-product-compliance
Lightning Source LLC
LaVergne TN
LVHW051356061026
849535LV00009B/3212
* 9 7 8 2 1 4 0 4 8 4 8 9 6 *